Die 50 besten Erkältungs-Killer

TRIAS

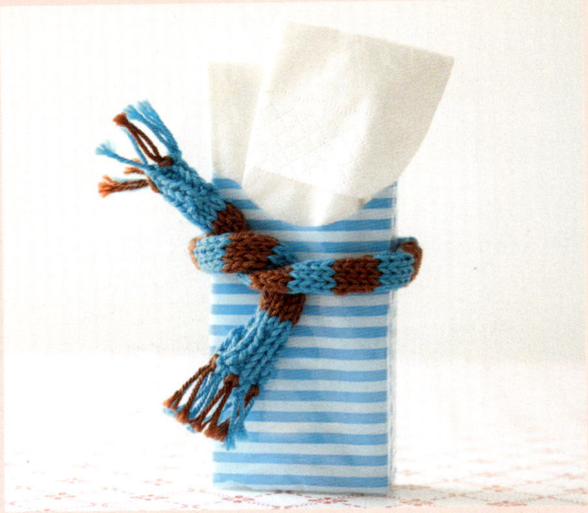

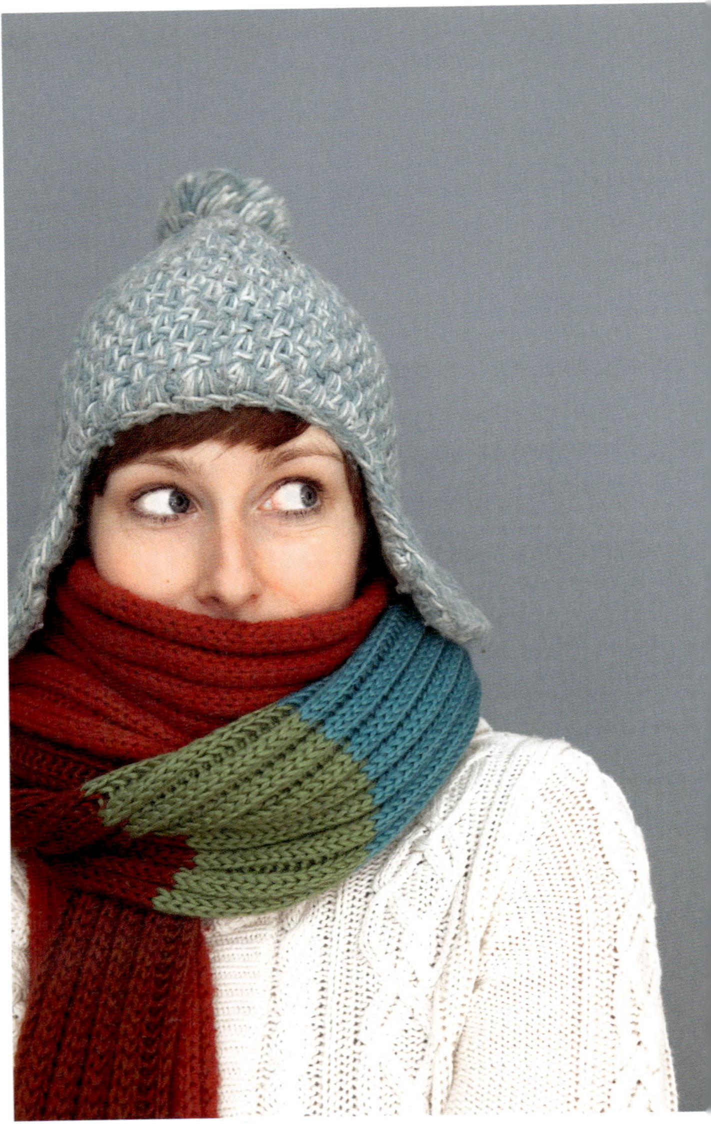

Liebe Leserinnen und Leser,

Von November bis April leiden sehr viele Menschen an Erkältungskrankheiten. Diese Zeit wird deshalb auch als Erkältungssaison bezeichnet. Zwei- bis viermal im Jahr erkranken Erwachsene an einer Erkältung. Im Laufe eines gesamten Lebens kommen so durchschnittlich 200 grippale Infekte zustande. Oder anders ausgedrückt:
3 Jahre des Lebens verbringen wir mit lästigem Husten, Schnupfen und Heiserkeit. Das ist nicht nur unangenehm, sondern auch teuer. Und damit sind nicht in erster Linie die Taschentücher gemeint. Auch die Krankenkassen und die Arbeitgeber haben kräftig zu zahlen. Der jährliche volkswirtschaftliche Schaden allein in Deutschland wird auf 30 Milliarden Euro geschätzt.
Erkältungskrankheiten sind nach Angaben der Weltgesundheitsorganisation (WHO) die häufigsten Infektionskrankheiten beim Menschen überhaupt.

Wie oft haben Sie mit einer Verkühlung, einem grippalen Infekt oder einer Grippe zu kämpfen? Vielleicht sogar noch häufiger als viermal im Jahr? Erkältung klingt so harmlos. Wenn es einen aber erwischt hat, leidet man oftmals sehr unter dieser Krankheit.

Die Erkältung bzw. der grippale Infekt darf nicht mit der Virusgrippe (Influenza) verwechselt werden. Die Unterscheidung ist nicht einfach. In diesem Buch zeige ich Ihnen, wie Sie selbst feststellen können, ob Sie unter einer Erkältung oder einer Grippe leiden. Außerdem stelle ich Ihnen eine Reihe von Hausmitteln und Erkältungskillern vor, die die Abwehrkräfte stärken. Funktioniert das Abwehrsystem des Körpers optimal, kommt es seltener zu einem grippalen Infekt. Die Erkältungskiller helfen also zur Vorbeugung. Und wenn es doch einmal nicht möglich war, die Erkältungsviren abzuwehren, dann helfen die Killer dabei, die Erkältung so schnell wie möglich wieder loszuwerden. Sie unterstützen also auch die Behandlung einer Erkältung. Diese Mittel wirken oft genauso gut oder sogar besser als die klassischen Medikamente aus der Apotheke.

Aber achten sie wirklich jeden Tag darauf, ausreichend Erkältungskiller aufzunehmen. Vergessen Sie nicht, dass wir den ganzen Tag, rund um die Uhr, 365 Tage im Jahr von Krankheitserregern umgeben sind. Unser Immunsystem ist immer auf Hilfe angewiesen.

Mit den Erkältungskillern können Sie ein optimal funktionierendes Abwehrsystem aufbauen. Dadurch werden Sie garantiert seltener unter einer Erkältung leiden und auch andere Infektionskrankheiten besser abwehren können. Ich wünsche Ihnen allzeit ein tolles Immunsystem und ganz viel Gesundheit.

Ihr Sven-David Müller

Master of Science in Applied Nutritional Medicine (Angewandte Ernährungsmedizin)

Staatlich anerkannter Diätassistent, Diabetesberater der Deutschen Diabetes Gesellschaft

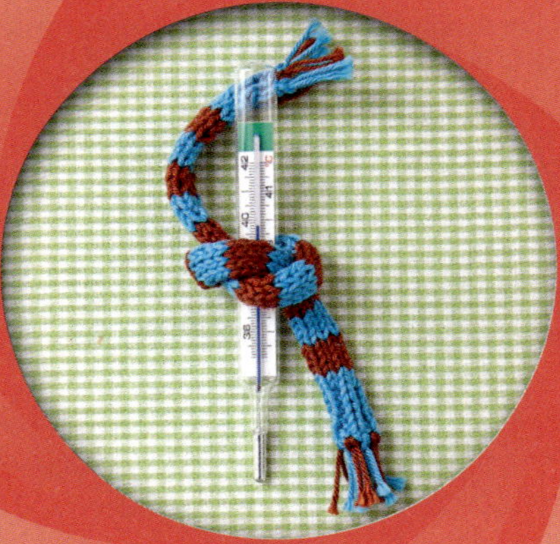

Haaatschi!

Verkühlung oder Grippe?

Das Immunsystem

Wir leben umgeben von Billionen Bakterien, Viren und Pilzen. Sie schwirren durch die Luft, sind auf unserer Haut, auf unseren Schleimhäuten in Mund, Rachenraum und Nase. Und besonders viele leben in unserem Magen-Darm-Trakt. Bei jedem Händedruck, bei jedem Essen, auf und in jedem Lebensmittel leben Mikroorganismen. Viele sind ungefährlich. Aber bestimmte machen uns krank.

Wenn wir glauben, wir leben in einer sterilen Umwelt, dann liegen wir falsch. Selbst nach der Reinigung mit Desinfektionsmitteln ist nichts steril, noch nicht mal für eine Sekunde. Und das ist auch gut so, denn je mehr wir uns um Hygiene bemühen, desto mehr machen wir falsch. Unser Immunsystem braucht nämlich ständig etwas, das es abwehren kann. Es muss sozusagen immer trainiert werden. Es braucht immer etwas zu tun und muss lernen, mit den Bakterien, Viren und Pilzen umzugehen. Es muss sie unschädlich machen können. Wir müssen unser Immunsystem stets fordern und fördern. Aber wir sollten auch nie glauben, dass wir unser Immunsystem genügend gefördert haben. Dafür brauchen wir jeden Tag eine Vielzahl von Erkältungskillern. Sonst schlagen die Erkältungsauslöser zu. Erkältungskiller machen das Abwehrsystem des Körpers stark!

Unser Abwehrsystem?

Der Mensch verfügt über ein kompliziert geregeltes und lernfähiges Immun- oder Abwehrsystem. Das Wort Immun kommt aus dem lateinischen – immunis bedeutet so viel wie frei oder rein. Das Immunsystem hält den Menschen also frei von Infektionskrankheiten. Es verhindert, dass Krankheitserreger – wie Viren, Bakterien, Pilze oder Parasiten – im menschlichen Körper (zu viel) Schaden anrichten können. Das menschliche Immunsystem ist kompliziert aufgebaut. Es wird aus Organen, Zellen und Molekülen gebildet. Es lässt sich in zwei Systeme aufteilen: die angeborene Immunantwort (angeborenes Immunsystem) und die adaptive Immunantwort (erworbenes Immunsystem).

Das angeborene Immunsystem wird auch als unspezifisch bezeichnet. Dazu zählen unter anderem die mechanischen Barrieren wie die Haut, die Phagozytose, entzündliche Reaktionen, das sogenannte Komplementsystem und Zytokine, wie zum Beispiel Interleukine. Dieses Abwehrsystem ist in unseren Genen verankert.

Das adaptive oder erworbene Immunsystem wird auch als spezifisch bezeichnet. Es entwickelt sich aus der angeborenen Immunabwehr. Es ist im Gegensatz zum unspezifischen Abwehrsystem anpassungsfähig. Es kann Angreifer wie Viren oder Proteine erkennen und Antikörper dagegen bilden. Zum System der adaptiven Immunabwehr gehören eine Vielzahl von Zellen, Substanzen und Mechanismen: Monozyten, Leukozyten, Makrophagen (Riesenfresszellen), dendritische Zellen,

T-Lymphozyten (u.a. T-Helferzellen), B-Lymphozyten, spezifische Antikörper und Gedächtniszellen.

Darüber hinaus kommt der Darmflora im Rahmen der Infektabwehr eine besondere Bedeutung zu. Das darmassoziierte Immunsystem (GALT) ist sehr wichtig, um in den Körper eingedrungene Erreger erfolgreich abzuwehren. Dieses System umfasst sämtliche Komponenten des Darms, die zum Immunsystem gehören.

Die Zellen des Abwehrsystems können über das Blutgefäßsystem und die Lymphbahnen zu allen Bereichen und Zellen des Körpers gelangen. Sie vernichten die Erreger sofort oder führen dazu, dass die Erreger zu anderen Abwehrzellen gelockt werden, die sie dann zerstören.

Wenn die Erreger die zahlreichen Barrieren überwunden haben und in den Körper eingedrungen sind, läuft eine komplizierte Abwehrreaktion an. Wenn der Körper den Erreger bereits einmal kennengelernt hat, reagiert er anders, als wenn er durch einen unbekannten Erreger infiziert worden ist. Bei der Erstinfektion beginnt meist die Abwehrarbeit im angeborenen Immunsystem mit Makrophagen oder dendritischen Zellen. Diese fressen die Erreger einfach auf. Anschließend präsentieren sie die Bruchstücke den Zellen der adaptiven Immunabwehr, also den B- und T-Lymphozyten, die jetzt aktiv in das Geschehen eingreifen können. Sie fressen ebenfalls die Erreger oder Bruchteile davon oder zerstören sie mit der Ausschüttung von aggressiven Stoffen. Andere Zellen bilden Antikörper, die den Erreger unschädlich machen. Nach der ersten Infektion bleiben die Antikörper und Gedächtniszellen erhalten. Bei der zweiten Infektion geht die Bekämpfung dann einfach schneller und besser.

Mit einer Infektion muss es nicht gleich zur Erkrankung kommen. Das hängt von der Menge der Erreger und dem Zustand des Immunsystems ab. Ist das Immunsystem nicht optimal ausgebildet, kommt es häufiger zu Infektionen. Je stärker das Immunsystem ist, desto seltener bricht ein grippaler Infekt mit den typischen Beschwerden aus.

Ein starkes Immunsystem ist in der Lage, Erkältungserreger abzuwehren. Es hindert sie daran, in den Körper einzudringen, oder sorgt dafür, dass sich die Krankheitserreger nicht übermäßig ausbreiten können. Damit sind Sie durch Erkältungskiller entweder ganz vor einer Erkältung gefeit oder aber sie verläuft weniger ausgeprägt und geht einfach ganz schnell wieder weg.

Ob Husten, Schnupfen oder Heiserkeit: mit täglich ausreichend Erkältungskillern haben Sie ein starkes Immunsystem. Um eine ausreichende Wirkung zu erzielen, ist es erforderlich, möglichst viele Erkältungskiller jeden Tag aufzunehmen. Bauen Sie sie in Ihren Tagesplan und Ihre Ernährungsweise ein. Und keine Angst – Sie müssen nicht gleich in die Apotheke gehen. Die meisten Erkältungskiller bekommen Sie preiswert im Supermarkt. Sie werden sehen: Schon nach wenigen Wochen haben Sie Ihre Abwehrkräfte stark gemacht. Aber wirklich durchgreifende Effekte haben Sie nur, wenn Sie sich ab sofort immer um Ihre Immunkraft kümmern. Es lohnt sich!

Was ist eigentlich eine Erkältung?

Die Erkältung wird auch grippaler Infekt genannt. Es handelt sich um eine akute Infektionskrankheit der Schleimhäute in der Nase, in Mund- und Rachenraum sowie der Atemwege. Sie kann auch die Nasen-Nebenhöhlen befallen.

Eine Erkältung dauert in der Regel einige Tage, selten länger als ein bis zwei Wochen. Die typischsten Anzeichen sind Husten, Schnupfen (Rhinitis) mit laufender Nase und Niesen. Mit diesen Mechanismen versucht der Körper, die Krankheitserreger wieder loszuwerden. Die Erkältung führt außerdem zu Halskratzen bzw. -schmerzen und Heiserkeit, Hals- und Rachenentzündung, Angina (Mandelentzündung) und vielen weiteren Beschwerden, die auf die Verschleimung zurückzuführen sind. Dazu gehört beispielsweise der Kopfschmerz. Es kann aber auch zu Gliederschmerzen kommen. Durch die Infektion kommt es zu einem Schwächegefühl und der Betroffene fühlt sich müde, abgeschlagen und krank. Die Körpertemperatur kann manchmal leicht (bis 38 Grad Celsius) ansteigen. Fieber – insbesondere hohes Fieber – ist bei einer Erkältung selten und weist in der Regel eher auf eine Influenza hin.

Sehr häufig wird der grippale Infekt mit der extrem schwerer verlaufenden Grippe (Influenza) verwechselt.

Gegen die Grippe kann man sich impfen lassen – gegen den grippalen Infekt nicht, da er von extrem vielen verschiedenen Virengruppen verursacht wird und damit ein sicherer Impfschutz nicht gegeben sein kann.

Viren führen zur Erkältung

In der Regel wird der grippale Infekt, der fälschlich oft als Verkühlung bezeichnet wird, durch Viren ausgelöst. Es gibt rund 300 verschiedene erkältungsverursachende Viren. Die häufigsten Erkältungsviren sind die Rhino-, Entero-, Corona-, Mastadeno- und Paramyxoviridae. Und diese Viren sind wirklich überall und das ganze Jahr vorhanden. Wenn sie uns begegnen, werden wir ungewollt zu ihrem »Hauswirt« und schon kommt es zur Erkältung. Schon wenige Viren reichen aus, um ein schwaches Immunsystem zu überrumpeln. Viren haben viele gefährliche Eigenschaften: Sie sind winzig klein,

KILLER-TIPP

Beim Niesen erreichen die kleinen Tröpfchen, die voll von Erkältungsviren sind, eine Geschwindigkeit von bis zu 150 Stundenkilometern. Sie können bis zu sechs Meter weit fliegen. Gehen Sie also in Deckung, wenn jemand niest. Da die Viren außerdem an allen möglichen Flächen haften, die Sie im Alltag anfassen, sollten Sie sich regelmäßig, so oft es möglich ist, die Hände waschen.

schnell und überlebensfähig. Rund 50.000 Viren passen auf einen Stecknadelkopf. Der Durchmesser eines Schnupfenvirus ist 200.000-mal kleiner als der einer Erbse. Bis zu 12 Stunden können Viren an der Haltestange im Bus, an der Türklinke oder auf und an anderen Flächen überleben. Aber auch in der Luft können sie sich minutenlang halten.

Die größten Erkältungs-Irrtümer

Über die wohl häufigste Krankheit der Deutschen kursieren viele Mythen, Lügen und Märchen. Wer diese kennt, kann der Erkältung öfter entkommen oder sie rascher wieder loswerden.

Bei einer Erkältung helfen Antibiotika

Das denken sehr viele Menschen, aber die Aussage ist falsch. Antibiotika wirken nur gegen Bakterien. Aber der grippale Infekt und auch die Grippe (Influenza) werden durch Viren verursacht, gegen die Antibiotika nutzlos sind. Erst wenn es zusätzlich zu einer bakteriellen Infektion (z.B. Mandelentzündung, Entzündung der Nasen-Nebenhöhlen oder der Bronchien) kommt, können Antibiotika wirken. Aber in der Regel kommt es dazu nicht und Antibiotika sind nicht sinnvoll beziehungsweise völlig unnütz. Ein kleines Blutbild und die Erhebung der Entzündungsparameter durch Ihren Arzt zeigen, ob die Gabe von Antibiotika wirklich erforderlich ist. Ein Arzt, der nicht grundsätzlich Antibiotika verschreibt, ist ein guter Arzt! Erhalten Sie bei einer reinen Erkältung von

Ihrem Arzt ein Antibiotikum, sind Sie schlecht behandelt worden. Durch die falsche Verordnung von Antibiotika kommt es zu sogenannten Antibiotika-Resistenzen. Im schlimmsten Fall wirken die Medikamente dann bei gefährlichen bakteriellen Infektionen nicht mehr. In jedem Falle verschlechtern Antibiotika aber die Abwehrkräfte des Körpers, indem sie zum Beispiel die Darmflora zerstören, die für eine optimale Immunfunktion von besonders großer Bedeutung ist.

Ich behandele mich am besten selbst

Selbstverständlich können Sie durch Erkältungskiller Ihr Immunsystem stark machen. Aber wenn eine Erkältungskrankheit länger als eine Woche andauert oder extrem verläuft (z.B. mit heftigem Husten oder Verfärbung des Nasensekrets), sollten Sie in jedem Fall zum Arzt gehen. Und wenn Sie Fieber entwickeln, müssen Sie sofort zum Arzt, denn mit Fieber ist nicht zu spaßen. Gerade bei deutlichen Symptomen kann es sich auch um eine Grippe (Influenza) handeln. Gehen Sie besser einmal zu viel zum Arzt als einmal zu wenig.

Ich kann auch zur Arbeit gehen

Oft sind die Beschwerden einer Erkältung nicht so tragisch und viele Menschen denken, sie können damit auch zur Arbeit gehen. Aber ein grippaler Infekt stellt den gesamten Organismus vor Höchstleistungen. Wenn Sie sich während einer Erkältung anstrengen, kann es sein, dass Sie aus dem Infekt überhaupt nicht mehr herauskommen. Die Erreger setzen sich sozusagen im Körper fest. Sie sind nicht vernichtet, sondern werden maximal in Schach gehalten. Eine Erkältung kann sozusagen chronisch werden. Bei den ersten Erkältungssymptomen ist es besser, sich zu schonen und einige Tage vom Arzt krankschreiben zu lassen. Bleiben Sie also lieber zuhause im Bett. So stecken Sie dann auch nicht Ihre Kollegen an.

Mit nassen Haaren rausgehen führt zur Erkältung

»Geh bloß nicht mit nassen Haaren raus, sonst bist du direkt krank!« – Wer hat nicht noch Mamas Worte im Ohr? Aber stimmt das denn tatsächlich? Nein. Die Kälte oder die nassen Haare allein führen niemals zu einer Erkältung. Zum grippalen Infekt kommt es nur, wenn das Immunsystem mit den vorhandenen Erkältungsviren nicht fertig wird.

Eine Erkältung härtet ab

Im Gegenteil. Eine Erkältung bedeutet Schwerstarbeit für die Abwehrkräfte. Nach einer Erkältung sind diese erst mal geschwächt. Oft geht die Erkältung ja auch mit einer Gewichtsabnahme einher. Und genauso wie die Pfunde schwinden, geht auch die Kraft des Immunsystems herunter. Immun sind Sie nach einer Erkältung maximal gegen die Erreger, die diese Erkältung ausgelöst haben. Und die Zahl der Erreger eines grippalen Infekts ist hoch. In der Phase nach einer Erkältung sind sie besonders empfindlich, sich andere Erreger einzufangen. In dieser Phase müssen Sie sich besonders schützen und sind darauf angewiesen, mit Erkältungskillern gezielt vorzubeugen, sonst schlittern sie von einer Erkältung zur nächsten.

Nur verweichlichte Menschen bekommen eine Erkältung

Das ist natürlich völliger Unsinn. Egal wie hart jemand auch sonst im Nehmen sein mag, wie sportlich oder wie kräftig, wie dick oder wie dünn er ist – das hat alles nichts mit dem Immunsystem zu tun. Die Tatsache, dass übertrainierte Sportler eine schwache Abwehrkraft haben, spricht ganz besonders gegen die Aussage.

Fieber ist gut für die Genesung

Was genau ist eigentlich Fieber? Dafür gibt es eine international anerkannte Einteilung. Die normale Körpertemperatur liegt zwischen 36,4 und 37,4 Grad Celsius. Bis 38 °C spricht man von erhöhter Temperatur. Fieber beginnt ab 38,1 °C. Sehr hohes Fieber (oberhalb von 40 °C) ist lebensgefährlich und eine Körperkerntemperatur über 42 °C mit dem menschlichen Leben praktisch nicht vereinbar. Grundsätzlich ist Fieber eine Reaktion des Körpers, bei der Sie vorsichtig sein sollten. Es kann sein, dass es sich bei Ihrer Krankheit um eine echte Grippe handelt und nicht nur um einen grippalen Infekt. Fieber bedeutet, dass der Organismus sich gegen Erreger wehrt. Er macht ihnen sozusagen die Hölle heiß und will sie durch die Temperaturerhöhung zerstören. Eine erhöhte Temperatur schwächt oder beseitigt die Eindringlinge, denn Bakterien und Viren sind an die normale Körpertemperatur angepasst. Fieber ist Teil des natürlichen Abwehrprozesses. Unterschätzen Sie das Fieber aber nicht. Messen Sie bei einer Erkältung regelmäßig Ihre Körpertemperatur. In der Apotheke oder der Drogerie können Sie genaue Fieberthermometer kaufen, die auch ohne Quecksilber funktionieren. Bei leicht erhöhter Temperatur ist keine Therapie notwendig, aber Sie sollten auf jeden Fall das Bett hüten. Bei einer Temperatur über 39 Grad Celsius (gilt als hohes Fieber) müssen Sie in jedem Falle zum Arzt. Das Gleiche gilt, wenn Sie über mehrere Tage eine Temperatur zwischen 38 und 39 Grad Celsius haben. Wenn Sie Fieber haben, benötigen Sie reichlich Flüssigkeit, da der Körper extrem stark schwitzt. Trinken Sie mindestens einen halben Liter warmen Tee pro Grad Celsius oberhalb der normalen Körpertemperatur. Kurzzeitig können Sie Fieber auch durch kalte Wadenwickel bekämpfen. Aber Achtung: Fieber bedeutet ein Warnsignal, das nur der Arzt richtig deuten und behandeln kann.

Eine heiße Zitrone und schon ist die Erkältung abgewehrt

Die heiße Zitrone, also eine ausgepresste Zitrone in heißem Wasser oder heißem Tee, gehört zu den populärsten Erkältungsmittelchen überhaupt. Wenn es im Hals kratzt oder in der Nase kribbelt, rasch eine heiße Zitrone und schon sind die Viren abgewehrt. Schließlich ist die Zitrone eine Vitamin-C-Bombe. Oder etwa nicht? Naja. Der Saft einer Zitrone enthält gerade einmal 15 bis 20 Milligramm Ascorbinsäure. Das ist nicht mehr als in einer großen gekochten Kartoffel. Natürlich hat Vitamin C eine Wirkung im Bereich der Abwehr freier Radikale und es ist ein wichtiger Bestandteil für ein funktionstüchtiges Abwehrsystem. Aber die Menge von 15 bis 20 Milligramm ist einfach zu gering, um etwas zu bewirken. Und damit nicht genug: Vitamin C ist außerordentlich hitzeempfindlich. Schon wenige

Minuten Hitzeeinwirkung lassen es unwirksam werden. Die heiße Zitrone als Anti-Erkältungstrunk hat demnach schlicht und ergreifend keine Wirkung. Sie bietet höchstens etwas Wärme und natürlich Flüssigkeit. Und wer glaubt, sie wirke besser, wenn sie mit Honig gesüßt ist, muss akzeptieren, dass die immunstärkenden Substanzen aus dem Honig ebenfalls hitzeempfindlich sind. Aber wenigstens schmeckt die heiße Zitrone mit etwas Honig nicht mehr so sauer.

Lieber nur im Warmen bleiben

Im Gegenteil: Wir müssen unseren Kreislauf auf Vordermann bringen und unsere Blutgefäße trainieren. Dafür ist nicht nur Sport von Vorteil, sondern auch der Wechsel von warm und kalt. Durch den Wechsel von warm zu kalt müssen sich die Blutgefäße zusammenziehen und von kalt auf warm wieder erweitern. Durch ständig überhitzte Räume kommt es zu Veränderungen an den Blutgefäßen und schließlich können diese das Blut und damit auch die Abwehrzellen nicht mehr richtig transportieren. Dadurch kann der Körper nicht rechtzeitig reagieren, wenn eine Erkältung im Anflug ist. Gehen Sie also auch im Winter zwischendurch mal raus spazieren. Wechselgüsse und andere Anwendungen nach Kneipp mit kaltem und warmem Wasser stärken zusätzlich die Blutgefäße und die Infektabwehr.

Beim Niesen immer die Nase zuhalten

Zu diesem Verhalten neigen besonders Frauen. Das ist zwar höflich, verschlimmert einen Schnupfen aber. Die Viren werden dadurch tiefer in die Nasennebenhöhlen und auch die Schleimhaut der Nase sowie des Mundrachenraums hineingepresst. Dadurch kann sich der Schnupfen sozusagen optimal verteilen und besonders festsetzen. Besser ist es, ein Taschentuch leicht vor die Nase zu halten. Auch beim Schnauben sollten Sie nicht zu radikal vorgehen. Besser ist es, den Schleim zu lösen und herauszubefördern.

Nasenspray macht die Nase frei

Das kann man so nicht sagen. Sicher, Millionen Menschen – vor allem Frauen – verwenden Nasenspray. Gegen eine kurzzeitige Anwendung spricht auch nichts, wenn Sie das Gefühl nicht ertragen können, dass Ihre Nase dicht ist. Verwenden Sie Nasenspray jedoch nur nach ärztlicher Empfehlung. Und lassen Sie sich vom Apotheker genau beraten, welches Nasenspray optimal ist. Nasensprays mit Pflegemitteln scheinen für die kurzzeitige Anwendung sinnvoll zu sein. Fakt ist jedoch, dass Nasenspray bei längerfristiger Nutzung abhängig macht und außerdem die Nasenschleimhaut austrocknet. Dies führt dann sogar zur Verstopfung der Nase. Das ist unangenehm und kontraproduktiv. Um sich bei Schnupfen von den oftmals dickflüssigen Sekreten zu befreien, gibt es eine günstige und effektive Alternative zu Nasensprays: die Nasendusche. Sie ist ein wahrer Erkältungskiller.

Rauchen tötet Erreger ab

Natürlich kann das Rauchen von Zigaretten und Zigarren Erreger einer Erkältungskrankheit nicht abtöten. Im Gegenteil: Studien zeigen, dass das Zigarettenrauchen die Abwehrkräfte einschränkt. Raucher leiden häufiger und stärker unter Infekten der Atemwege als Nichtraucher. Der Qualm – insbesondere das Nikotin – schädigt die Atemwege, da das Selbstreinigungssystem der Bronchien blockiert wird. Auch Menthol-Zigaretten sind nicht geeignet. Wenn Sie unter Husten leiden, sollten Sie grundsätzlich nicht rauchen. Und die Erkältung kann eine optimale Zeit für die Entwöhnung sein. Vielen Menschen schmecken zu dieser Zeit die Zigaretten ohnehin nicht. Nutzen Sie diesen Effekt und geben Sie das Rauchen auf. Ihr Körper wird es Ihnen danken.

In der Sauna schwitzen macht gesund

Das wäre ja herrlich, wenn man mit einem kurzen, entspannenden Saunagang eine Erkältung in den Griff bekäme. Aber leider ist es nicht möglich, Erkältungsviren oder andere Krankheitserreger auszuschwitzen. Beim Schwitzen verlieren Sie stattdessen insbesondere Wasser und einige Mineralstoffe. Der Gang in die Sauna sollte bei grippalen Infekten grundsätzlich unterbleiben. Saunieren ist eine Belastung für den Kreislauf und der ist durch die Erkältung ohnehin schon geschwächt. Zudem sind die Atemwege nicht völlig frei und das belastet zusätzlich. Auch das Immunsystem wird durch den Saunabesuch weiter geschädigt. Aber der Wärme-Kälte-Reiz ist geeignet, die Abwehrkräfte zu stärken und so Erkältungen vorzubeugen. Daher sollten Sie in Phasen, in denen Sie fit und gesund sind, regelmäßig saunieren.

Experten empfehlen, regelmäßig in die Sauna zu gehen, um die Abwehrkräfte zu steigern. Nutzen Sie diesen Effekt für Ihre Abwehrkräfte.

Ein Grog und alles ist ok

Das stimmt natürlich nicht, auch wenn Ihnen ein Grog vielleicht gut schmeckt. Viele Menschen denken, dass der Grog guttut. Vielmehr macht Sie dieser Alkohol lediglich schnell besoffen. Warme alkoholische Getränke, die auch noch Zucker enthalten, sorgen für eine besonders rasche Aufnahme des Alkohols ins Blut. Der Alkohol erweitert die Blutgefäße, was für eine Auskühlung des Körpers sorgt. Genau das ist bei einer Erkältung nicht sehr förderlich. Zudem schädigt Alkohol die Abwehrsysteme im Körper. Daher sollten Sie besser warmen Tee trinken und Alkohol während eines grippalen Infekts strikt meiden. Auch Medikamente gegen Husten oder andere Anti-Erkältungsmittel, die Alkohol enthalten, sind grundsätzlich kontraproduktiv. Seien Sie möglichst abstinent. Wenn Sie aber gerne mal einen Wein oder ein Bier trinken, geben Sie Ihrer Leber mindestens 2 freie Tage in der Woche. Und begrenzen Sie jeweils die Menge auf maximal ein bis zwei Gläser.

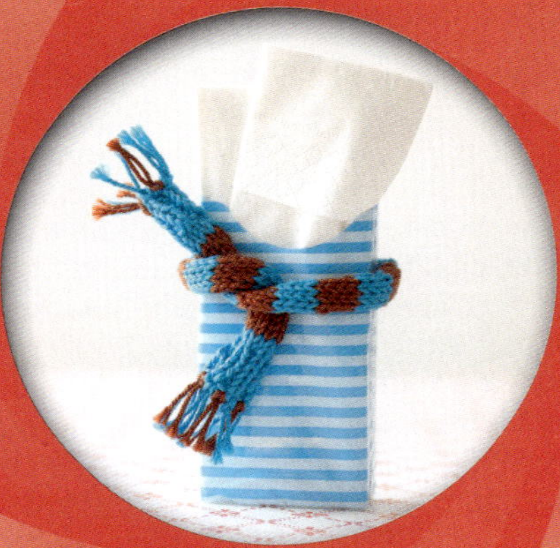

Die 50 besten Erkältungs-Killer

Von Autogenem Training bis Zitronensaft

Ob Bewegung, Entspannung oder spezielle Nährstoffe und Lebensmittel – es gibt zahlreiche Möglichkeiten, lästigen Erkältungen vorzubeugen und bestehende Erkrankungen schneller wieder in den Griff zu bekommen.

Viren, Bakterien und andere krankmachende Erreger umgeben uns jeden Tag, 365 Tage im Jahr, und überall – im Bett, auf der Straße, bei der Arbeit. Unser Abwehrsystem muss daher den ganzen Tag, das ganze Leben lang optimal funktionieren und gerüstet sein. Und dabei müssen Sie ihm helfen – mit Erkältungskillern. Um das Immunsystem auf Hochtouren zu bringen, ist es erforderlich, Erkältungskiller in den Alltag einzubauen – und das nicht nur in den Haupterkältungszeiten, sondern das ganze Jahr über. Wer nur im Frühling auf eine optimale Vitamin- und Mineralstoffzufuhr achtet, darf sich nicht wundern, dass er dann doch einen grippalen Infekt erleidet. Nehmen Sie also lieber jeden Tag des Jahres immer ausreichend Erkältungskiller auf. Bauen Sie sich ein optimales Programm zusammen. Dabei gibt Ihnen zum Beispiel der »Optimale Anti-Erkältungstag« eine gute Anleitung. So lassen sich Erkältungen gut vorbeugen. Natürlich kann man nicht jede Infektion sicher abwehren. Aber selbst bei einer Ansteckung ist es noch nicht zu spät: Ein durch Erkältungskiller optimal gestärktes Immunsystem wird mit den Erregern einfach rascher fertig. Eine Erkältung kann dann milder verlaufen und nur einige Tage dauern, die sich zudem leichter ertragen lassen.

Erkältungskiller machen das Immunsystem fit – nicht nur bei Menschen mit schwachen Abwehrkräften (wie z. B. chronisch Kranke oder ältere Menschen), sondern auch bei Gesunden. Erkältungskiller wirken insbesondere gegen Viren, aber sie bieten ebenso Bakterien und anderen Erregern Paroli. So können auch andere Infektionen abgewehrt werden.

Wer bereits erkältet ist, sollte sich in jedem Falle schonen: Saunagänge, übermäßiger Sport, Alkohol, Zigaretten, Fasten und Stress sollten nun tabu sein, denn das sind alles Faktoren, die uns abwehrschwach und krank machen. Verwöhnen Sie sich in der Zeit lieber noch mehr mit den vielfältigen Ernährungskillern.

Denken Sie immer daran: Eine Ernährungs- und Lebensweise, die viele Erkältungskiller enthält, ist generell außerordentlich vorteilhaft für den gesamten Organismus: Sie hilft bei der Gewichtsregulation, beugt Diabetes mellitus Typ 2 vor, erhält optimale Blutfettwerte und hält den Magen-Darm-Trakt gesund. Profitieren Sie von den vielen gesunderhaltenden und gesundmachenden Effekten einer Erkältungskiller-Ernährungs- und Lebensweise. Ihr Körper wird es Ihnen danken.

1 Ausgewogene Ernährung

Eine ausgewogene Ernährungsweise ist für den menschlichen Organismus in vielfacher Hinsicht extrem wichtig. Sie kann grundsätzlich nicht durch Nahrungsergänzungsmittel oder Präparate aus der Apotheke ersetzt werden. Unser Abwehrsystem ist auf eine optimale Ernährung angewiesen, um perfekt funktionieren zu können. Eine ausgewogene Mischkost mit einem moderaten Kohlenhydratgehalt, ausreichend hochwertigen Fetten und natürlich viel hochwertigem Eiweiß ist gesundheitsförderlich. Sie enthält auch ausreichend Vitamine und Mineralstoffe, Ballaststoffe und sekundäre Pflanzenstoffe. Für die meisten Mikronährstoffe gibt es im menschlichen Körper keine Speicher. Zudem kann der Organismus praktisch keine Mikronährstoffe selbst herstellen. Vitamine, Mineralstoffe und sekundäre Pflanzenstoffe müssen demnach täglich mit der Nahrung zugeführt werden. Der Verzehr von reichlich Obst und Gemüse hilft, den Bedarf an Vitaminen, Mineralstoffen, Ballaststoffen und sekundären Pflanzenstoffen

KILLER-TIPP

Versuchen Sie, so abwechslungsreich wie möglich zu essen. Gestalten Sie jede Ihrer Mahlzeiten bunt, mit vielen verschiedenen Farben. Bevorzugen Sie saisonale und regionale Produkte. Falls es Ihnen nicht gelingt, täglich Obst und Gemüse zu essen, können Sie auch zwischendurch mal einen reinen Rohkost- oder Obsttag einlegen.

zu decken. Ernährungswissenschaftler empfehlen »5 am Tag«, das heißt pro Tag fünfmal Obst und Gemüse: und zwar jeweils eine Portion rohes und gekochtes Gemüse, einmal Salat und zwei Portionen Obst. Eine Portion entspricht dabei der Größe einer Faust. Täglich (vor allem fettarme) Milchprodukte, (Vollkorn-)Getreideprodukte und zweimal pro Woche Seefisch liefern wertvolles Eiweiß sowie weitere wichtige Nährstoffe für Muskeln und Immunsystem. Fleischmahlzeiten sollten nicht öfter als zwei- bis dreimal pro Woche auf dem Speiseplan stehen. 1,5 bis 2 Liter Flüssigkeit müssen wir täglich trinken, um den Wasserhaushalt unseres Körpers in der Balance zu halten. Mit kalorienarmen Getränken wie Mineralwasser, verdünnten Frucht- und Gemüsesäften sowie Kräuter- und Früchtetees lässt sich dieser Bedarf gut decken. Mit alkoholischen Getränken sollte dagegen zurückhaltend umgegangen werden. Am besten ist es, wenn alkoholische Getränke vollständig gemieden werden.

2 Viel trinken

Wasser ist für den Menschen lebenswichtig. Während der Mensch viele Wochen ohne Nahrung auskommen kann, ist die Überlebensfähigkeit ohne Flüssigkeit schon nach Tagen nicht mehr möglich. Aber auch als Erkältungskiller hat Flüssigkeit eine Bedeutung. Sie ist nicht nur zur Vorbeugung wichtig, sondern hilft auch bei der Linderung von grippalen Infekten. In der Regel steigt bei Erkältungskrankheiten die Körpertemperatur leicht an. Das trägt zu einem erhöhten Flüssigkeitsbedarf bei.

Grundsätzlich ist es wichtig, dem Körper 1,5 oder besser 2 Liter Flüssigkeit pro Tag zuzuführen. Bei einer grippalen Erkrankung und vor allem bei Grippe mit hohem Fieber liegt der Flüssigkeitsbedarf bei 2,5 bis 3,5 Litern. Gerade bei Erkältungen neigen viele Menschen dazu, nichts oder wenig zu essen und zu trinken – entweder aufgrund von Schluckbeschwerden, fehlendem Geschmacksempfinden oder mangelndem Appetit. Dieses Verhalten ist kontraproduktiv. Die Körperfunktionen müssen weiter optimal ablaufen, um die Erreger abzuwehren. Und dafür ist auch die Aufnahme von viel Flüssigkeit wichtig. Warme Getränke tun in dieser Situation besonders gut. Sinnvoll ist es, Wasser, Mineralwasser, Früchte- und Kräutertee sowie kleine Mengen Kaffee, grünen Tee und Saftschorlen aufzunehmen.

Der ernährungsphysiologische Wert von Obstsäften wird in der Regel überschätzt. In Wahrheit sind es flüssige Kalorienbomben ohne Sättigungswert. Traubensaft enthält beispielsweise mehr Kalorien als Colagetränke. Hingegen können Gemüsesäfte Bestandteil einer ausgewogenen Ernährungsweise sein. Sie sind auch besonders gut als Getränk für Erkältete geeignet, da sie neben der Flüssigkeit auch Mineralsalze, die durch das Schwitzen verlorengegangen sind, ersetzen.

3 Vitamine allgemein

Die 13 Vitamine sind für den Körper lebenswichtig. Mit der Ausnahme von Vitamin D ist der menschliche Organismus nicht in der Lage, die Mikronährstoffe selbst herzustellen. Sie müssen daher täglich mit der Nahrung zugeführt werden. Es gibt fettlösliche und wasserlösliche Vitamine. Vitamine sind für praktisch alle Funktionen des Körpers notwendig. Einige Vitamine haben eine wichtige Funktion in der Abwehr von Infektionskrankheiten wie grippalen Infekten. Andere Vitamine sind daneben auch von besonderer Wichtigkeit in der Heilung von Erkältungskrankheiten.

Normalerweise wird bei einer ausgewogenen Ernährung die empfohlene Zufuhr an Vitaminen leicht erreicht. Eine zusätzliche Zufuhr in Form von (Multi-)Vitaminpräparaten ist daher nicht nötig. Da diese Präparate normalerweise harmlos sind und bei einer einseitigen Ernährung mit geringer Vitaminzufuhr von Vorteil sein können, sind sie aber nicht prinzipiell abzulehnen. Sinnvoller wäre es jedoch, auf eine ausgewogene Ernährung zu achten, da hierbei auch die Mineralstoffe in ausreichender Menge zugeführt werden. Außerdem können Multivitaminpräparate zum Teil Unverträglichkeiten hervorrufen.

Vitaminmangelzustände kommen meistens dann vor, wenn bestimmte Krankheiten vorliegen (Darmerkrankungen, Alkoholismus) oder Medikamente eingenommen werden, die den Bedarf an Vitaminen erhöhen oder deren Aufnahme aus Lebensmitteln verschlechtern. In diesen Fällen sowie in Schwangerschaft und Stillzeit kann es dann ebenso wie bei Reduktionsdiäten sinnvoll sein, die kritischen Vitamine gezielt zu substituieren. Lassen Sie sich hierzu jedoch bitte von Ihrem Arzt beraten. Vermeiden Sie es, ohne Beratung irgendwelche Präparate einzunehmen.

Auf einzelne Vitamine, die für das Immunsystem von besonders großer Bedeutung sind, wird in diesem Buch noch genauer eingegangen.

4 Vitamin A

Vitamin A (Retinol) gehört zu den fettlöslichen Vitaminen und ist essentiell für das Sehen. Daneben hat Vitamin A auch wichtige Bedeutung für Bildung und Wachstum von Haut und Schleimhäuten und wirkt als Wachstumsfaktor. Empfohlen werden 0,8–1,0 mg Retinol pro Tag. Ein Mangel zeigt sich zuerst durch das Auftreten von Nachtblindheit. Bei schweren Mangelzuständen, die in Entwicklungsländern häufig vorkommen, kann es zur irreversiblen Zerstörung des Auges und damit zur Blindheit kommen. Da der Körper fähig ist, aus der Vorstufe (Beta-)Carotin, einem gelben Farbstoff, Vitamin A zu bilden, kann durch grüne und gelbe Gemüse (vor allem Karotten) und zum Teil Obst der Vitamin-A-Bedarf gedeckt und die Versorgung entscheidend verbessert werden.

Vitamin A ist reichlich in Milchprodukten, Butter, Butterschmalz, Eigelb, Leber (von Kalb, Rind und Schwein) und Fettfischen (wie z.B. Aal) enthalten. Eine Überversorgung von Vitamin A mit ß-Carotin kann nicht eintreten, da die Resorption und Umwandlung an den Bedarf angepasst wird. Selbst in den ersten drei Schwangerschaftsmonaten sind 1–2 Lebermahlzeiten pro Woche ungefährlich. Missbildungen wurden nur beobachtet bei Gabe von Retinsäure, einem Stoffwechselprodukt von

Retinol, zur Aknebehandlung. Berücksichtigen sollte man, dass Vitamin A empfindlich gegenüber Sauerstoff, Säure und Licht ist, während es gegen Hitze relativ unempfindlich ist.

Retinol spielt eine wichtige Rolle im Abwehrsystem des menschlichen Körpers. Vitamin A stärkt das Immunsystem und ist daher ein wichtiger Erkältungskiller, den Sie so oft wie möglich über eine ausgewogene Ernährung (zum Beispiel mit Hilfe der genannten Lebensmittel) aufnehmen sollten.

5 Vitamin B_6

Vitamin B6 (Pyridoxin) hat eine wesentliche Bedeutung im Eiweißstoffwechsel. Mit 1,6–2,1 mg pro Tag kann der Bedarf gedeckt werden. Bei Mangelerscheinungen kann es zu vielfachen Gesundheitsstörungen kommen. Diese zeigen sich vor allem in Hautveränderungen und Störungen des Zentralnervensystems. Bei uns ist ein isolierter Mangel selten, allenfalls kann durch orale Kontrazeptiva oder in der Schwangerschaft ein erhöhter Bedarf bestehen, der einen Mangel leichter entstehen lässt. Vitamin B_6 ist ein wichtiger Bestandteil des Immunsystems und bei einem Mangel kommt es zu einer Abwehrschwäche. Daher gehört Pyridoxin auch zu den wichtigen Erkältungskillern. Vitamin B_6 ist besonders reichlich in Leber, Gemüse, Vollkorngetreide, Haferflocken, Leinsamen, Nüssen (v. a. Walnüssen), Hülsenfrüchten, Soja, Hefe und Bananen enthalten. Auch in Lachs, Hummer und Krebsen kommt es in größeren Mengen vor. Vitamin B_6 ist ein empfindliches Vitamin. Es sollte vor Hitze geschützt werden und kann leicht aus Lebensmitteln herausgelöst werden. Daher sollten Lebensmittel auch nicht lange in zu viel Wasser gekocht werden.

6 Vitamin B_{12}

Das wasserlösliche Vitamin der B-Gruppe Cobalamin hat vor allem wichtige Funktionen im Nervensystem, bei der Blutbildung und der Regeneration der Schleimhäute. Deshalb werden hier die ersten Mangelerscheinungen beobachtet: Gefühlsstörungen, Anämie (Blutarmut) und eine empfindliche Zunge. Ein Mangel kommt selten durch eine zu geringe Zufuhr zustande, sondern ist meistens durch Störungen bei der Resorption (Aufnahme der Nährstoffe) im Darm bedingt.

Die Bedeutung des Vitamin B_{12} für unsere Abwehrkräfte ist durch Studien sehr gut belegt. So erlaubt sogar die Europäische Behörde für Lebensmittelsicherheit EFSA (European Food Safety Authority), eine Aussage über die Kraft des Vitamins zur Steigerung der Abwehrkräfte zu machen. Eine niedrige Cobalaminversorgung macht eine normale Funktion des Abwehrsystems unmöglich. Durch seine Beteiligung an der Zellteilung ist es wichtig für die Erhaltung der natürlichen Funktion des Immunsystems.

Vitamin B_{12} wird nur von Bakterien gebildet und reichert sich in tierischen Produkten an, weshalb Leber, Nieren, Fleisch, Fisch, Eier, Milch und Milchprodukte, aber auch mikrobiell hergestellte Lebensmittel wie Sauerkraut reich an Vitamin B_{12} sind. In anderen pflanzlichen Lebensmitteln kommt es für gewöhnlich nicht vor. Ausnahme bilden Algen sowie Knollen- und Wurzelgemüse, die in Symbiose mit Knöllchenbakterien leben.

Bei einer rein pflanzlichen (veganen) Ernährung ist die Aufnahme sehr niedrig, auch wenn ein Teil des Bedarfs durch die Darmflora gedeckt wird. Deshalb hat die englische Vegetarierorganisation empfohlen, bei einer solchen Ernährung ein Vitamin-B_{12}-Präparat einzunehmen. Besonders wichtig ist dies bei Schwangeren, da es sonst leicht zu irreversiblen Störungen beim Kind kommen kann.

7 Vitamin C

Vitamin C, auch Ascorbinsäure genannt, ist das wohl bekannteste Vitamin. Es ist praktisch jedem als Erkältungskiller bekannt. Aber ist das Vitamin wirklich eine Geheimwaffe gegen grippale Infekte? Wissenschaftler diskutieren seit Jahrzehnten, ob und wie Vitamin C positive Wirkungen auf die Anfälligkeit gegen Infektionskrankheiten hat. Auch die Europäische Behörde für Lebensmittelsicherheit (EFSA) hat Vitamin C genau unter die Lupe genommen. Es gilt heute als bewiesen, dass Vitamin C für das menschliche Immunsystem von großer Bedeutung ist, das heißt ein ausreichender Vitamin-C-Status stärkt die Abwehrkräfte. Diese Immunsystem-aufbauende Wirkung kommt daher, dass Vitamin C das

Vitamin E vor schädlicher Oxidation schützt. So dürfen demnach Lebensmittel und Nahrungsergänzungsmittel, die entscheidend zur Vitamin-C-Zufuhr beitragen, mit dem Zusatz »trägt zur normalen Immunabwehr bei« gekennzeichnet werden. Aber der Effekt sollte nicht zu sehr überschätzt werden. Den Studien zufolge reicht eine bedarfsgerechte Zufuhr für das Funktionieren des Immunsystems aus. Die Empfehlungen für den Tagesbedarf liegen bei 100 mg. Ein ausgeprägter Vitamin-C-Mangel kommt heute praktisch kaum noch vor. Lediglich manche Menschen, die sehr wenig Obst und Gemüse essen, können darunter leiden. Wenn Sie ausreichend Obst und Gemüse essen, sich also an die Regel »Fünf Portionen am Tag« halten, nehmen Sie so viel Vitamin C auf, dass Sie vor Erkältungskrankheiten geschützt sind.

Wenn Sie Ihre Zufuhr weiter erhöhen möchten, greifen Sie bitte nicht zu Vitamin-C-Tabletten, -pulver oder -kapseln. Normalerweise sind hohe Dosen an Vitamin C zwar nicht schädlich, jedoch auch nicht ganz risikolos: Eine Überdosierung kann zu Durchfällen und zur Bildung von gefährlichen Nierensteinen führen. Generell gilt: Der menschliche Körper hat in seiner Entwicklungsgeschichte den Umgang mit Nahrungsmitteln, aber nicht den mit Nahrungsergänzungsmitteln oder anderen künstlichen Produkten gelernt. Daher nimmt er Vitamine wie Ascorbinsäure aus Lebensmitteln in der Regel viel besser auf als aus synthetischen Präparaten. Vergessen Sie grundsätzlich niemals, dass Nahrungsergänzungsmittel eine gesunde, ausgewogene Ernährung nicht ersetzen können. Bevorzugen Sie stets natürliche Vitamin-C-Lieferanten.

Besonders reich an Ascorbinsäure sind – anders, als Sie vielleicht dachten – einheimische Obstsorten wie Hagebutten, Sanddornbeeren oder schwarze Johannisbeeren. Bei den Gemüsesorten liegt die Paprika ganz vorne. Vielleicht sehen Sie jetzt den leckeren Paprika-Salat mit ganz anderen Augen? Oder wie wäre es ab und zu mit ein paar Johannisbeeren, einem leckeren Sanddornsaft oder ein bisschen Hagebuttenkonzentrat? Täglich ein bis zwei Teelöffel Hagebutten-Konzentrat reichen aus, um die Abwehrkräfte optimal zu versorgen. Und wenn die Viren doch einmal zugeschlagen haben, bringen Sie Ihr Immunsystem mit jeweils einem Esslöffel morgens, mittags und abends wieder auf Trab.

8 Vitamin D

In der Regel wird bei Vitamin D in erster Linie an dessen Bedeutung für die Knochengesundheit gedacht. Vitamin D (Cholecalciferol) ist für die Calcium-Aufnahme aus der Nahrung und die Knochenbildung von wichtiger Bedeutung. Ein Mangel zeigt sich vor allem bei Säuglingen und Kindern in Form von Rachitis. Beim Erwachsenen führt Vitamin-D-Mangel zur sogenannten Osteomalazie (Knochenerweichung), die besonders während einer Schwangerschaft auftreten kann. Neue Forschungsergebnisse zeigen, dass Vitamin-D-Mangel darüber hinaus möglicherweise bei einer ganzen Reihe von Erkrankungen, bei denen das Immunsystem eine Rolle spielt (Multiple Sklerose, Tumorerkrankungen …), beteiligt sein könnte. Vitamin D wird in jüngster Zeit auch als Schlüsselvitamin für das Abwehrsystem bezeichnet.

Die Erkenntnis der Wichtigkeit für die Abwehrkräfte ist noch relativ neu. Forscher der Universität Kopenhagen konnten herausfinden, dass das fettlösliche Vitamin für die Aktivität der Killerzellen besonders wichtig ist. Vitamin D ist darüber hinaus auch wichtig für die Entzündungsantwort, was bei grippalen Infekten von großer Bedeutung ist. Da Cholecalciferol wichtige Aufgaben im Immunsystem hat, dürfen lauf EFSA Nahrungsmittel, die entscheidend zur Vitamin-D-Zufuhr beitragen, den Hinweis tragen, zur Normalisierung der Abwehrkräfte beizutragen.

Vitamin D ist ein ganz besonderes Vitamin, da es streng genommen gar kein Vitamin ist. Der Mensch kann diesen Stoff nämlich selbst herstellen, und zwar durch Aufenthalt in der Sonne. Mithilfe der Sonnenstrahlung und Cholesterin wird Vitamin D in der Haut gebildet. Gehen Sie also so oft wie möglich raus und setzen Sie Ihre Arme und Ihr Gesicht für jeweils mindestens 15 Minuten der Sonnenstrahlung aus. So produzieren Sie selbst den potenten Erkältungskiller. Leider wird aufgrund unserer klimatischen Verhältnisse gerade im Winter relativ wenig Vitamin D in der Haut synthetisiert. Sie sollten daher Cholecalciferol zusätzlich mit der Nahrung aufnehmen.

Die folgende Liste zeigt Ihnen ein paar Vitamin-D-Bomben für starke Abwehrkräfte:

- Lebertran
- Hering
- Aal
- Sardinen
- Bückling

- Sprotte
- Forelle
- Lachs
- Kalbfleisch
- Hühnerei
- Steinpilze
- Champignons

Wenn Sie keines dieser Lebensmittel regelmäßig verzehren und außerdem selten in die Sonne gehen, sollten Sie eventuell mit Ihrem Arzt über eine Vitamin-D-Supplementierung (Aufnahme in Tablettenform) sprechen.

9 Folsäure

Das B-Vitamin Folsäure hat seinen Namen von der Bezeichnung für das grüne Blatt (Folium). Aber es kommt nicht nur in grünen Blattgemüsen bzw. Salaten vor. Weitere gute Folsäurequellen sind: Bohnen, Nüsse, Hefe, Weizenkeime, Weizenkleie, Leber, Algen, Fenchel und Rote Bete. Da das Vitamin wasserlöslich und sehr hitzeempfindlich ist, sollten folsäurehaltige Lebensmittel nicht zu stark erhitzt und nicht zu lange gekocht werden. Steigern Sie Ihre Aufnahme, indem Sie täglich folsäurehaltige Lebensmittel aufnehmen. Außerdem können Sie die Zufuhr dadurch erhöhen, dass Sie folsäure-angereichertes Jodsalz verwenden. Die Folsäure ist nicht nur für schwangere Frauen wichtig, die ihre Kinder gesund zu Welt bringen möchten. Folsäure ist notwendig für alle Prozesse, die mit Zellerneuerung und Regeneration zu tun haben, z. B. die Blutbildung. Folsäure trägt laut EFSA entscheidend zum normalen Funktionieren des Immunsystems beziehungsweise zur Optimierung der Abwehrkräfte bei. Durch seine Bedeutung bei Zellteilung und -wachstum ist Folsäure notwendig für die Bildung aller Immunzellen.

10 Arginin

Arginin ist eine Aminosäure, das heißt ein Eiweißbaustein. Arginin ist nur in den ersten Lebenstagen des Menschen lebenswichtig. Danach kann sie aus anderen Eiweißbausteinen im menschlichen Körper in ausreichender Menge gebildet werden. In den vergangenen Jahrzehnten wurde über diesen Stoff eine Menge geforscht. Inzwischen gibt es eine Vielzahl von medizinischen Indikationen, die die zusätzliche Einnahme von Arginin beziehungsweise eine Arginin-reiche Ernährungsweise wissenschaftlich rechtfertigen. Die Aminosäure hat nämlich vielfältige Funktionen in unserem Organismus:

Arginin ist an der Wundheilung beteiligt. Außerdem ist es über einen komplizierten Mechanismus an der Gefäßerweiterung beteiligt und wirkt daher auch blutdrucksenkend. Bei leicht erhöhten Blutdruckwerten kann Arginin beispielsweise als Therapeutikum eingesetzt werden. Außerdem kann es vor Schlaganfall und Herzinfarkt schützen.

Der Effekt von Arginin auf das Immunsystem ist durch eine Vielzahl von Studien eindrucksvoll belegt. Als Erkältungskiller wirkt der Eiweißbaustein, indem er unter anderem die zelluläre Immunantwort verbessert, die Funktion der T-Zellen (bzw. T-Lymphozyten) stärkt und die Phagozytose steigert. Es kommt also zur vermehrten Bildung von Phagozyten. Diese Zellen erkennen krankmachende Mikroorganismen und verdauen sie. Sie sind außerordentlich in der Abwehr von Krankheitserregern. Da Arginin eine ganze Reihe von Abwehrprozessen stärkt, wird die Möglichkeit des Eindringens von Erregern vermindert.

In der Regel ist die Aufnahme von Arginin und Eiweißbausteinen, aus denen diese Aminosäure hergestellt werden kann, in Deutschland optimal. Jedoch gibt es bestimmte Personengruppen, die an wichtigen Eiweißbausteinen verarmen können. Dazu gehören zum Beispiel sehr schlanke Menschen mit einem Body-Mass-Index unter 18,5, Unterernährte, Krebskranke, HIV-Positive, Rekonvaleszente, Magersüchtige und Menschen mit extrem seltenen Stoffwechselstörungen. Wer sich grundsätzlich proteinarm ernährt, kann auch bei Aminosäuren Mangelzustände entwickeln.

Die immunstärkenden Effekte werden bei einer »nur« normalen Zufuhr nicht beobachtet. Daher muss Arginin auch über die Durchschnittsernährung hinaus zugeführt werden. Das kann zum Beispiel durch einen Gelatine-Drink geschehen (siehe auch Mustertag).

Weitere Arginin-Bomben für starke Abwehrkräfte sind: Pinienkerne, Kürbiskerne, Erdnüsse, Sojabohnen, Leinsamen, Sesamsamen, Mandeln und Weizenkeime.

11 Glutamin

Der Anti-Erkältungsturbo unter den Eiweißbausteinen (Aminosäuren) heißt Glutamin. Alle Abwehrzellen unseres Körpers bestehen aus Aminosäuren. Ein starkes, abwehrbereites Immunsystem braucht ausreichend Aminosäuren. Glutamin ist Hauptbestandteil von Immunzellen. Ohne Glutamin hat es die Abwehr einfach schwer. Die Fress- und Killerzellen, aber auch die Zellen der Darmschleimhaut, brauchen Glutamin als Bau- und Brennstoff. Der Effekt von Glutamin ist so bedeutend, dass Menschen vor, während und nach größeren Operationen mit Glutamin versorgt werden. Auch bei Menschen mit Verbrennungen wird Glutamin verabreicht. Viele Stars und Sternchen in Hollywood sowie Profisportler versorgen sich täglich mit einer Portion Glutamin, um die Abwehrkräfte zu stärken.

Experten gehen davon aus, dass bei einem Infekt der Glutamin-Bedarf deutlich – bis zu 10-fach – erhöht ist. Bei bestehenden Infektionskrankheiten kann der Bedarf des Körpers nicht mehr gedeckt werden. Aber keine Angst – Sie müssen jetzt nicht in die Apotheke rennen, um Glutamin als Nahrungsergänzungsmittel zu besorgen. In vielen Lebensmitteln steckt natürlicherweise reichlich Glutamin. Nehmen Sie einfach ab und zu Lebensmittel aus der folgenden Liste zu sich.

Glutamin-Bomben für starke Abwehrkräfte:

- Gelatine
- Sojabohnen
- Sojamehl

- Hartkäse, Harzer Käse, Greyerzer, Emmentaler, Chester, Parmesan
- Erdnussbutter

12 Glycin

Die Abwehrzellen des Körpers benötigen auch den kleinsten Eiweißbaustein, die Aminosäure Glycin. Sie ist wie Glutamin an der Bildung von Antikörpern beteiligt. Glycin beugt zudem dem vorzeitigen Zelltod vor. Die Aminosäure ist sehr wichtig für ein gesundes Immunsystem. Zusammen mit Cystein und Glutaminsäure bildet es ein natürliches Antioxidans und wirkt so als Radikalfänger. Antioxidantien sind in der Lage, Entzündungsprozesse im Körper zu lindern. Menschen, die sich relativ eiweißarm ernähren, können leicht an Glycin verarmen und so ihr Immunsystem schwächen. Die folgenden Lebensmittel sind kleine Glycin-Bomben:
- Gelatine
- Weizenkeime
- Leinsamen
- Sojamehl
- Hefe
- Erdnussbutter
- Kürbiskerne
- Schweinekotelett
- Sülzen und Aspik

Nehmen Sie jeden Tag ausreichend Glycin über die Nahrung auf. Eine ausgewogene Ernährungsweise liefert in der Regel ausreichend Glycin.

13 Beta-Glukan

Der Vielfachzucker Beta-Glukan ist eine natürlich vorkommende, für die menschliche Gesundheit sehr wertvolle Substanz. Wissenschaftliche Studien zeigen, dass Beta-Glukan in der Lage ist, den Cholesterinspiegel zu normalisieren. Es senkt das gefäßschädigende LDL-Cholesterin und erhöht gleichzeitig das gefäßschützende HDL-Cholesterin. Zudem trägt es zur Blutzuckerkontrolle bei. Außerdem ist Beta-Glukan ein potenter Erkältungskiller. Beta-Glukan aktiviert die weißen Blutzellen (Leukozyten), um genau zu sein die Makrophagen (Fresszellen) und die neutrophilen Granulozyten. Diese Zellen zerstören Mikroorganismen, die uns krank machen können. Durch diese Wirkung stärkt Beta-Glukan das Immunsystem und die Abwehrkräfte des Organismus gegen Viren, Bakterien und Pilze. Beta-Glukan ist nicht nur nützlich, um grippalen Infekten vorzubeugen, sondern es eignet sich auch dafür, bereits eingetretene Erkältungen rascher abklingen zu lassen. Wenn Sie jetzt daran denken, sich Beta-Glukan teuer in der Apotheke kaufen zu müssen, kann ich Sie beruhigen. Beta-Glukane sind beispielsweise in großer Menge im Hafer enthalten. Der Erkältungskiller-Mustertag setzt daher auch auf Haferbrot. Außerdem können Sie durch Haferknäckebrot, Haferflocken und Haferkleie genügend Beta-Glukan aufnehmen. Haferflocken und -kleie schmecken besonders gut in Joghurt eingerührt. Und auch Bierhefe liefert natürliches Beta-Glukan in hoher Konzentration. Bierhefe ist unter anderem deshalb auch ein hervorragender Erkältungskiller. Beta-Glukan senkt auch den Cholesterinspiegel.

14 Omega-3-Fettsäuren

Omega-3-Fettsäuren sind mehrfach ungesättigte Fettsäuren, die für den Menschen von herausragender Bedeutung sind. Sie sind lebenswichtig, da sie im menschlichen Körper nicht aus anderen Fetten hergestellt werden können. Aus Omega-3-Fettsäuren entstehen Prostaglandine, Leukotriene und Thromboxane – Stoffe, die Entzündungsprozesse im Körper hemmen. Omega-3-Fettsäuren sind Erkältungskiller, da sie verschiedene Immunparameter entscheidend verbessern: Dazu gehören unter anderem die T-Zell-Funktion, die Zunahme der Aktivität der natürlichen Killerzellen und die verstärkte Bildung von Interleukin 1.

Die allgemeine ungesunde Ernährungsweise führt dazu, dass praktisch alle Menschen in Deutschland zu wenige Omega-3-Fettsäuren aufnehmen. Omega-3-Fettsäuren stecken insbesondere in fettreichen Fischen wie Lachs (Wildlachs), Makrele, Tunfisch, Hering oder Sardellen. Aber auch Algen und bestimmte pflanzliche Fette enthalten hochwertige Omega-3-Fettsäuren oder ihre Vorstufen. Omega-3-reiche Öle sind zum Beispiel Lein-, Walnuss- und Rapsöl.

15 Sekundäre Pflanzenstoffe

Sekundäre Pflanzenstoffe gehören zu den wertvollen Nahrungsinhaltsstoffen, die dem Körper keine Energie liefern, dafür aber viele andere wichtige Aufgaben erfüllen. Es gibt verschiedene Gruppen von sekundären Pflanzenstoffen, die auch für die Abwehrkräfte wichtig sind und als Erkältungskiller wirken.

Als Erkältungskiller wirken insbesondere Phenolsäuren, die in Früchten enthalten sind, Saponine (in Hülsenfrüchten, Zwiebelgewächsen und Hafer) und Flavonoide sowie Liponsäure, die als Antioxidans wirkt.

Saponine verstärken das Wachstum und die Aktivität von Lymphozyten und sie können die Konzentration von bestimmten Antikörpern bis zu 100-fach erhöhen. Flavonoide haben antioxidative Eigenschaften, die denen von beispielsweise Vitamin E deutlich überlegen sind. Darüber hinaus wirken Flavonoide antiviral und antimikrobiell, wie Studien beweisen. Sie aktivieren verschiedene Zellen des Immunsystems. Besonders viele Flavonoide stecken in Äpfeln, Trauben, Kirschen, Birnen, Beerenfrüchten, Pflaumen, Auberginen, Grünkohl und Zwiebeln. Außerdem sind Flavonoide auch in Genussmitteln wie Tee, Kakao und Schokolade enthalten.

Um ausreichend sekundäre Pflanzenstoffe aufzunehmen, ist es erforderlich, jeden Tag mindestens fünf Portionen Gemüse und Frischobst zu verzehren. Eine optimale Menge sind 500 g Gemüse (roh und gedünstet) und 250 bis 300 g Frischobst. Auch Gemüsesaft, Kräuter, Sprossen und Pilze enthalten reichlich sekundäre Pflanzenstoffe. Natürliche Konzentrate wie Tomatenmark, Hagebuttenkonzentrat oder andere Produkte können Gemüse und Früchte durchaus ersetzen. In keinem Fall können das künstliche Vitamin- und Mineralstoff-Präparate, da sie keine Ballaststoffe, sekundäre Pflanzenstoffe und ähnliches enthalten.

16 Präbiotika

Präbiotika sind nicht-verdauliche Nahrungsinhaltsstoffe. Sie gehören meist zur Gruppe der unverdaulichen Ballaststoffe. Präbiotika haben positive Wirkungen auf die Darmflora, indem sie selektiv bestimmte Bakterien im Darm fördern. Präbiotika sind die Nahrung für die Probiotika. Über diesen Mechanismus fördern sie das darmassoziierte Immunsystem und so das gesamte Abwehrsystem des Körpers. Unter den Präbiotika dürften Fruktooligosaccharide und Inulin (beides sind Verbindungen, die aus mehreren Fruktosemolekülen aufgebaut sind) die Substanzen mit der höchsten Wirkung sein. Die genauen Wirkmechanismen sind bei Präbiotika noch nicht bekannt. Sie werden im Dickdarm zu kurzkettigen Fettsäuren fermentiert. Diese Substanzen besitzen ebenfalls positive Eigenschaften und sollen die Entwicklung von Dickdarmkrebs reduzieren. Es ist wichtig, täglich eine ausreichende Menge Probiotika aufzunehmen und den gesundheitsförderlichen und erkältungskillenden Mikroorganismen ausreichend Substrat über Präbiotika wie Oligofruktose anzubieten. Präbiotika wie Inulin (Oligofruktose) sind zum Beispiel reichlich in Topinambur, Zichorien, Artischocken und Löwenzahn enthalten. Ballaststoffe sind wichtig, da sie nicht nur Einfluss auf die Verdauung und den Stoffwechsel nehmen, sondern auch auf die Darmflora. Und mit einer gesunden Darmflora haben Erreger weniger Chancen, eine Erkältung auszulösen. Nehmen Sie täglich ausreichend Präbiotika auf. Das macht nicht nur die Abwehrkräfte stark, sondern schützt auch vor Magen-Darm-Beschwerden.

17 Probiotika

Probiotika sind lebende Mikroorganismen, die die Darmflora stärken und so beim Menschen einen gesundheitsförderlichen Effekt haben, sofern die regelmäßig in ausreichender Menge aufgenommen werden.

Der Darm bildet einen Großteil unseres Abwehrsystems. Man spricht dabei vom darmassoziierten Immunsystem. Wissenschaftler haben herausgefunden, dass mindestens 70 Prozent unserer Abwehrkraft in der Darmflora stecken. Krankheitserreger können eine gesunde Darmflora nicht überwinden und gelangen nicht in den Blutkreislauf. An den Bakterien dieses komplexen Abwehrsystems scheitern auch Erkältungsviren. Die Bakterien der Darmflora sind durch allgemeine Fehlernährung, schädliche Umwelteinflüsse und besonders durch den viel zu häufigen Einsatz von Antibiotika abwehrschwach. Mediziner sprechen in diesem Zusammenhang von einer Dysbiose, die an einer Veränderung der Bakterienzusammensetzung erkennbar ist.

Die Darmflora lässt sich durch probiotische Milchsäurebakterien leicht zum Immunbooster aufbauen. Probiotische Bakterien sind wichtige Bestandteile einer gesunden Darmflora. Sie sind die effektivsten Kämpfer gegen Erkältungserreger. Probiotika sind in speziellen Joghurts, ungekochtem Sauerkraut, frischem Sauerkrautsaft, Kefir und besonders reichlich in Brottrunk enthalten. Nehmen Sie diese Lebensmittel so häufig wie möglich zu sich und sorgen Sie zusätzlich für die ausreichende Aufnahme von Präbiotika, der Spezialnahrung für probiotische Bakterien, damit diese überleben und dauerhaft als Schutzschild gegen krankmachende Erreger dienen können.

18 Eisen

Weltweit sind schätzungsweise 2 Milliarden Menschen von Eisenmangel betroffen. Damit handelt es sich um den häufigsten Mikronährstoffmangel überhaupt. Die klassischen Anzeichen für einen Eisenmangel sind Anämie (Blutarmut) verbunden mit Müdigkeit, Konzentrationsproblemen, Lernschwierigkeiten, Haarausfall und vielen weiteren Beschwerden. Auch häufige Infekte sind oft die Folge eines Eisenmangels.

Sehr viele wissenschaftliche Studien beweisen, dass Eisen für das Immunsystem sehr wichtig ist. Vor diesem Hintergrund erlaubt auch die Europäische Lebensmittelsicherheitsbehörde EFSA, dass Lebensmittel und Nahrungsergänzungsmittel, die Eisen enthalten, Aussagen wie »trägt zu einer normalen Immunreaktion bei!« tragen dürfen. Achten Sie in jedem Fall auf eine optimale Eisenversorgung. Folgende Lebensmittel sind wahre Eisenbomben für starke Abwehrkräfte: Vollkorngetreideprodukte, Hefe, Fleisch, Blutwurst, Leberwurst, Leber (vom Schwein), Jakobsmuscheln und Austern, Eigelb und Pfifferlinge.

Wichtig ist vor allem, in welcher Form Eisen in Lebensmitteln vorkommt. Eisen aus pflanzlichen Nahrungsmitteln wird schlechter resorbiert als Eisen aus Fleisch.

Durch gleichzeitigen Verzehr eines Vitamin-C-haltigen Lebensmittels (zum Beispiel Orangensaft) kann die Resorption von Eisen allerdings erheblich gesteigert werden. Das Obst im Müsli hat deshalb nicht nur Geschmacksfunktion, sondern steigert auch die Absorption des Eisens aus den Getreideflocken. Kaffee und schwarzer Tee hingegen hemmen die Aufnahme des Eisens.

Wichtig: Für die Entstehung eines Mangels ist der Eisengehalt eines Lebensmittels nur ein Faktor unter vielen. Ein Eisenmangel kann vielmehr auch durch die Blut-Verluste z.B. bei der Menstruation, durch Resorptionsstörungen des Darms sowie durch einen erhöhten Bedarf in Wachstum, Schwangerschaft und Stillzeit entstehen. Falls Sie zu einer Risikogruppe gehören, Symptome eines Mangels bei sich erkennen oder bereits einen manifesten Eisenmangel haben, sollten Sie beim Arzt Ihren Eisenstatus bestimmen lassen. Eventuell kann es dann sinnvoll sein, zusätzliche Eisenpräparate einzunehmen. Lassen Sie sich dahingehend von Ihrem Arzt beraten. Achten Sie außerdem neben einer ausreichenden Eisenzufuhr auf eine angemessene Aufnahme von Kupfer.

19 Kupfer

Wer bei Kupfer nur an das Metall denkt, denkt nicht weit genug. Kupfer ist ein wichtiges Spurenelement für den Menschen. Leider ist es auch vielen Medizinern und Ernährungsfachkräften kein Begriff, wie wichtig Kupfer für ein gesundes Leben ist. Viel zu selten wird über eine optimale Kupfer-Versorgung gesprochen oder geschrieben. Kupfer ist Bestandteil vieler Enzyme. Es wird beim Menschen hauptsächlich in der Leber gespeichert. Kupfer ist für die Aufnahme von Eisen verantwortlich und wichtig, um eine Blutarmut (Anämie) zu verhindern. Leider erhalten Menschen mit einer Eisenmangelanämie praktisch nie von ihrem Arzt ein Kupferpräparat. Ein Eisenpräparat alleine aber kann die Eisenversorgung nicht verbessern. Kupfer ist zudem ein bedeutender Erkältungskiller, weil es eine wichtige Aufgabe beim Aufbau des zellulären Immunsystems hat.

Sorgen Sie jeden Tag für eine ausreichende Kupferaufnahme, indem Sie zum Beispiel folgende Lebensmittel in Ihren Ernährungsplan einbauen: Kalbs- und Rinderleber, Hefe, Hagebutten-Konzentrat, Austern, Jakobsmuscheln, Kakaopulver, Weizenkleie, Sonnenblumenkerne und Cashewnüsse.

20 Magnesium phosphoricum (Heiße 7)

Neben der Homöopathie gibt es in der Naturheilkunde auch noch die Schüßler-Therapie. Diese fußt auf der Theorie des Arztes Wilhelm Heinrich Schüßler (1821–1898). Er ging davon aus, dass Krankheiten auf Störungen des Mineralhaushaltes der Zellen zurückzuführen sind. Durch die Gabe von speziellen Mineralien konnte Schüßler Krankheiten vorbeugen, heilen oder lindern. Wie in der Homöopathie werden in der Schüßler-Behandlung Substanzen – in diesem Falle Mineralstoffe – durch Potenzierung stark verdünnt. Vor der

Therapie erfolgt durch den Arzt oder Heilpraktiker eine sogenannte Antlitzdiagnostik (eine genaue Analyse des Gesichts des Patienten).

Auch bei der Behandlung von Erkältungskrankheiten gibt es eine Möglichkeit, die sich bestens bewährt hat. Das Schüßler-Salz Nummer 7 – Magnesium phosphoricum – wird als »Heiße Sieben« verwendet. Durch die Anwendung in heißem Wasser wirkt das Salz besonders intensiv und rasch. Die »Heiße Sieben« ist ideal, wenn Sie eine Erkältung haben. Bei den ersten Anzeichen angewendet, kann die »Heiße Sieben« die Erkältung erfolgreich abwehren. Der grippale Infekt wird außerdem leichter zu ertragen, wenn das Getränk erst im späteren Stadium getrunken wird.

Die »Heiße Sieben« ist ganz einfach zuzubereiten:

1. Geben Sie 10 Tabletten vom Schüßler-Salz Nr. 7 in eine Tasse.
2. Dazu wird abgekochtes, heißes, aber nicht mehr kochendes Wasser gegeben. Eine Menge von 120 bis 150 ml ist ideal.
3. Rühren Sie mit einem Holzspatel um, nicht mit einem Metalllöffel.

Wenn sich die Tabletten aufgelöst haben, trinkt man die »Heiße Sieben« in kleinen Schlucken. Nehmen Sie die »Heiße Sieben« ruhig mehrmals täglich zu sich. Sie werden bemerken, wie gut die biochemischen Präparate nach Schüßler tun können. Das Schüßler-Salz 7 erhalten Sie preiswert in jeder Apotheke. Es gibt eine Reihe von biochemischen und homöopathischen Mitteln, die vor Erkältungen schützen können.

21 Selen

Das Spurenelement Selen besitzt antioxidative Eigenschaften und wirkt zusätzlich der toxischen Wirkung von Cadmium, Quecksilber, Thallium und Silber entgegen. Diskutiert wird deshalb, ob über Selen die Krebsentstehung gehemmt werden kann. Fakt ist: Selen fördert nachgewiesenermaßen das Immunsystem. Die Bedeutung von Selen für die Abwehrkräfte wird auch von der Europäischen Lebensmittelsicherheitsbehörde (EFSA) anerkannt.

Für Selen gibt es noch keine Vorstellungen über den Bedarf, da keine eindeutigen Mangelerscheinungen beim Menschen bekannt sind. Daher reichen die Angaben für eine ausreichende Versorgung von 20 bis 100 µg/Tag. Deutschland gehört zu den klassischen Selenmangel-Ländern. Die meisten Menschen sind nicht optimal versorgt. Das liegt an der Selenarmut der Böden und der darauf angebauten Lebensmittel. Wegen der großen Unterschiede im Selengehalt der Böden schwankt die vorhandene Menge in Lebensmitteln sehr stark. Reich an Selen sind vor allem proteinreiche Nahrungsmittel wie Fisch (vor allem Tunfisch und Hering), Fleisch, Innereien, Steinpilze, aber auch Nüsse. Besonders Kokosnüsse, Pistazien und Sesam enthalten beachtliche Mengen an Selen. Getreide weisen abhängig vom Standort mittlere Gehalte auf. Nehmen Sie so oft wie möglich selenhaltige Speisen zu sich.

Problematisch ist, dass der Selengehalt der Nahrungsmittel von der Düngung oder Fütterung abhängig ist. Pflanzliche Lebensmittel aus Deutschland sind in der

Regel selenarm. Und Produkte wie Selenweizen gibt es in Deutschland nicht. Oftmals ist das Selen auch an gefährliche Schwermetalle, wie Cadmium und Quecksilber, gebunden. Das trifft beispielsweise auf Seefisch zu. Damit ist der Fisch zwar vor den gefährlichen Schwermetallen geschützt, aber das Selen steht damit dem Menschen nicht mehr zur Verfügung. Selen ist einer der wenigen Erkältungskiller, der praktisch nicht ausreichend über Lebensmittel aufgenommen werden kann. Aber es gibt auch Bierhefeprodukte, die damit angereichert sind. Eine zu hohe Zufuhr über bestimmte Präparate sollte jedoch vermieden werden, da Selen in zu hoher Menge toxisch wirkt.

22 Zink

Das Spurenelement Zink fristete bis vor wenigen Jahren ein Schattendasein. Ständig wurde über die wichtige Wirkung von Jod, Eisen oder Selen berichtet, aber es blieb den Menschen lange verborgen, dass gerade Zink als Bestandteil vieler Enzyme eine besondere Bedeutung für den gesamten Organismus hat. Zink ist besonders wichtig für die Abwehrkräfte. Zink wirkt direkt gegen Erkältungen, indem es die Schnupfenviren (Rhinoviren) sozusagen aus dem Körper heraushält. Es kommt also nicht zur Infektion. Zink kann die Schwere und Dauer einer Erkältung deutlich reduzieren und das ist durch viele Studien eindeutig nachgewiesen.

Erwachsene benötigen laut nationalen und internationalen Empfehlungen jeden Tag 10 bis 15 mg Zink. Um eine optimale Abwehrkraft zu erreichen, ist es sinnvoll, 25 bis 30 Milligramm Zink täglich aufzunehmen. Zink wird aus pflanzlichen Lebensmitteln schlechter aufgenommen als aus tierischen. Die folgenden Lebensmittel sind wahre Zinkbomben: Austern, Hefe, Leber und Fleisch (von Rind und Schwein), Cashewnüsse, Emmentaler Käse und Eigelb.

Wenn Sie über die Nahrung nicht ausreichend Zink aufnehmen können oder wollen, können Sie auch Zinkpräparate aus der Apotheke oder aus der Drogerie verwenden. Achten Sie darauf, dass Sie nur zu Zinkpräparaten mit organischen Verbindungen greifen, wie Zink-Histidin, Zink-Orotat, Zink-Aspartat oder Zink-Glukonat. Denn diese versorgen den Körper besonders gut. Wissenschaftliche Studien beweisen, dass Zink-Histidin die beste Zink-Bioverfügbarkeit aller Kombinationen aufweist. Zink kommt in Verbindung mit der Aminosäure Histidin auch in Hühner- oder Rinderbrühe vor. Wahrscheinlich ist das der Grund, warum Fleischbrühe vielen kranken Menschen so gut hilft.

23 RNS-Nukleotide

Hinter diesem Begriff verbergen sich die Grundbausteine der Erbinformation aller Zellen. RNS steht für Ribonukleinsäure. RNS-Nukleotide bestehen aus einer Vielzahl von Purin- und Pyrimidinbasen. Diese sind für den (Neu-)Aufbau von Zellen notwendig – damit auch von Abwehrzellen des menschlichen Körpers. Gerade bei Infektionen werden viele Abwehrzellen benötigt und damit steigt der Bedarf an RNS-Nukleotiden. Immunzellen profitieren in besonders hohem Ausmaß von der Gabe von RNS-Nukleotiden. Das betrifft insbesondere die zelluläre Immunantwort und äußert sich in einer Steigerung der T-Lymphozyten-Bildung. Zudem unterstützt die Nukleotid-Gabe das Wachstum von Dünndarmepithelzellen, sie führt also zu einer gestärkten Darmschleimhaut, was das Eindringen von Bakterien und anderen Erregern erschwert. Eine Vielzahl von Studien belegt, dass RNS-Nukleotide die Antikörperproduktion verbessern. RNS-Nukleotide sind auch ein wichtiger Bestandteil von speziellen Immunaufbau-Nahrungen, die Patienten auf Intensiv-Stationen oral oder per Sonde verabreicht werden. In den USA machen Prominente ihr Abwehrsystem mit RNS-Nukleotiden stark. RNS-Nukleotide kommen natürlicherweise reichlich vor in Hefe, Hefeextrakt, Leber und anderen Innereien, Waldpilzen und Brokkoli.

24 Bienenhonig

Honig dient eigentlich der Nahrungsvorsorge der Bienenvölker. Aber auch der Mensch nutzt den Honig in vielfacher Art und Weise. Man geht davon aus, dass der Mensch den Honig bereits in der Steinzeit für sich entdeckt hat. Erste bildliche Darstellungen von honigsammelnden Menschen stammen aus dem Mesolithikum, vor 12.000 bis 9.000 v. Chr. Erst vor 10.000 Jahren entdeckte man, wie man mit Rauch den Honig aus dem Bienenstock entfernen kann, ohne dem Bienenvolk zu schaden und eine mehrfache Ausbeute zu ermöglichen. Heute gibt es unzählige Honigsorten, die sich durch Geschmack oder auch Farbe unterscheiden. Honig schmeckt so süß, da er zu 80% aus Zucker (Frucht- und Traubenzucker) besteht. Aber Honig enthält nicht nur Zucker, sondern insgesamt rund 200 verschiedene Inhaltsstoffe. Einige davon wirken als Erkältungskiller. Honig gehört genauso zur Volksmedizin wie zur wissenschaftlich begründeten Ernährungsmedizin. Eine Vielzahl von Studien weist nach, dass Honigbestandteile das Immunsystem stark gegen Erkältungskrankheiten machen. Honig enthält zum Beispiel Pollen, Enzyme, Eiweißbausteine, Wasserstoffperoxid, Farb- und Aromastoffe, aber auch Vitamine und Mineralstoffe. In Honig findet man viele verschiedene Polyphenole, zum Beispiel Kaffeesäure, Kaffeesäurephenylester, Chrysin, Galangin, Quercetin, Acacetin, Kaempferol, Pinocembrin, Pinobanksin und Apigenin. Durch diese Substanzen wirkt Honig entzündungshemmend, antibakteriell und antiseptisch. Einige der genannten Stoffe sollen auch vor Krebs schützen.

Aber Honig ist nicht gleich Honig. Der klassische Industriehonig wird in der Regel beim Gewinnungs- und Abfüllungsprozess höheren Temperaturen ausgesetzt.

KILLER-TIPP

Wenn Sie unter quälendem Husten leiden, werden Sie von Thymianhonig ganz besonders profitieren. Die Inhaltsstoffe des Thymianhonigs können den Hustenreiz beherrschen und Husten insgesamt lindern.

Damit zerfallen auch die wertvollen Erkältungskiller weitgehend oder sogar vollständig. Honig sollte also ohne Wärmebehandlung gewonnen werden. Der Gehalt an wertvollen Substanzen ist in Deutschem Bienenhonig besonders hoch. Kaufen Sie am besten direkt vom Imker Ihres Vertrauens, im Reformhaus oder im Bioladen. Und lagern Sie den Honig richtig und nicht zu lange, denn die enthaltenen Stoffe sind sehr empfindlich. Honig sollte trocken, dunkel und kühl – aber nicht im Kühlschrank – aufbewahrt werden. Honig sollte nicht über 40 Grad Celsius erhitzt werden. Geben Sie Honig also nicht in kochendes oder heißes Wasser, sondern maximal in warme Flüssigkeiten.

Das süße Naturprodukt wirkt als Heilmittel. Er ist ein wichtiger Bestandteil einer ausgewogenen Ernährungsweise. Bauen Sie Honig daher so oft wie möglich in Ihren Speiseplan ein und versuchen Sie, Zucker als Süßungsmittel grundsätzlich gegen Honig auszutauschen – das gilt sowohl für Getränke als auch für kalte und warme Gerichte.

25 Bierhefe

Bierhefe (Saccharomyces cerevisiae) gehört zu den einzelligen Pilzen (Hefepilzen). Sie kommt überall um uns herum vor. Bierhefe wird vor allem in der Bierherstellung benötigt. Sie wird nach der Produktion abgefiltert und bleibt sozusagen als Abfallprodukt übrig. Somit enthält normales Bier relativ wenig Bierhefe. Lediglich ungefiltertes Bier besitzt noch größere Mengen davon und ist daher sozusagen auch »gesünder« als normales gefiltertes Bier. Bierhefe ist als Schönheitsprodukt bekannt, da es viele Vitamine enthält, die für das Wachstum und die Festigkeit von Haaren, Haut und Fingernägeln sorgen. Aber Bierhefe kann noch viel mehr. Sie ist kalorienarm und praktisch fett- und zuckerfrei. Dafür ist sie aber reich an Ballaststoffen und vielen Vitaminen und Mineralstoffen.

Sie ist eines der wertvollsten Lebensmittel überhaupt. Schon die weltbekannten Naturheiler wie Hildegard von Bingen, Pfarrer Sebastian Kneipp und Paracelsus kannten die enormen Heilkräfte, die in den kleinen Hefezellen stecken. Seit Jahrhunderten wird die Bierhefe daher erfolgreich in der Naturheilkunde und Volksmedizin eingesetzt. Auch in der Schulmedizin findet sie neuerdings Einzug. Bierhefe ist ein wirksamer Erkältungskiller, da sie eine Vielzahl von für das Immunsystem wichtigen Stoffen besitzt. Sie enthält unter anderem wichtige Aminosäuren in größerer Konzentration. Zudem kommen verschiedene B-Vitamine, Vitamin E, Eisen und Zink sowie Beta-Glukane in beachtlicher Menge vor. Die enthaltenen Substanzen regen unter anderem die Bildung von weißen Blutkörperchen und Antikörpern an. Die Abwehrkräfte des gesamten Körpers werden nachweislich gestärkt.

Bierhefe ist das wohl preiswerteste und gesündeste natürliche Nahrungsergänzungsmittel überhaupt. Sie erhalten es als Hefeflocken im Lebensmittelhandel, im Reformhaus, der Drogerie oder in der Apotheke. Für Sie sollte Bierhefe ab sofort ein Bestandteil Ihres täglichen Ernährungsplans werden. Dafür können Sie Bierhefe in

Joghurt, Müsli, Kompott oder Frucht- bzw. Gemüsesaft einrühren. Auch Salate und Gemüsegerichte mit Hefeflocken schmecken wunderbar würzig. Wenn Sie täglich 3 bis 5 Teelöffel einnehmen, versorgen Sie Ihren Organismus optimal mit vielen Mikronährstoffen. Das beugt Erkältungskrankheiten vor oder hilft bei der raschen Linderung einer bestehenden Infektion. Sie werden also seltener krank und schneller wieder gesund.

26 Brokkoli

Wer selten krank sein möchte, sollte regelmäßig, möglichst mehrmals pro Woche Brokkoli essen. Brokkoli kann gedünstet und roh verzehrt werden. Brokkoli lässt sich als das potenteste Gemüse überhaupt bezeichnen. Im Brokkoli stecken mehr Erkältungskiller als in vielen anderen Gemüsesorten. Kein anderes Gemüse enthält pro 100 Kilokalorien mehr Vitamine, Mineralstoffe und sekundäre Pflanzenstoffe wie Flavonoide und Glucosinolate. Das italienische Wort Brokkoli bedeutet so viel wie Kohlsprossen. Brokkoli ist mit dem Blumenkohl verwandt und gehört zur Gruppe der Kreuzblütenge-

KILLER-TIPP

Brokkoli ist sehr schmackhaft. Wenn Sie es dennoch nicht gerne mögen, greifen Sie am besten zu Grünkohl, Tomaten, Fenchel, Mangold, Spinat, Möhren, Waldpilzen und frischen Kräutern sowie Sprossen.

wächse. Mit Brokkoli kann man abwechslungsreiche Gerichte zaubern – von Suppen über Aufläufe, mit Nudeln oder Kartoffeln oder als kalter Blumenkohl-Brokkoli-Salat … Wälzen Sie einfach ein paar Rezepte und entdecken Sie die Vielfalt dieses grünen Wundergemüses.

27 Brottrunk

Das flüssige Lebensmittel Brottrunk wurde von Bäckermeister Wilhelm Kanne vor vielen Jahren entwickelt. Brottrunk wird aus extra dafür gebackenem Vollkornsauerteigbrot gewonnen. Das Brot wird aus biologisch angebautem Weizen, Roggen, Hafer, Wasser, Steinsalz und hauseigenem Natursauerteig hergestellt und anschließend mit Wasser vergoren.

Brottrunk zählt zu den probiotischen Lebensmitteln. Es enthält die hochwirksamen Milchsäurebakterien Lactobacillus reuteri sowie probiotische Hefen (Hefezellen). Diese siedeln sich zusammen mit den Milchsäurebakterien in der Darmflora des Dickdarms an und bilden einen wichtigen Bestandteil der körpereigenen Abwehr. Im Gegensatz zu speziellen probiotischen Produkten wie z.B. Joghurt hat Brottrunk einige Vorteile: Die Milchsäurebakterien sind natürlicherweise enthalten und müssen nicht extra zugesetzt werden. Brottrunk ist frei von jeglichen künstlichen Zusatzstoffen, die in speziellen probiotischen Joghurts oft vorkommen. Diese sind zwar gesundheitlich unbedenklich, aber auch nicht gesundheitsförderlich. Außerdem ist Brottrunk kalorienarm (nur 6 kcal / 100 g), fettfrei, natriumarm und enthält keinen (Milch-)Zucker. Brottrunk wird in der Regel hervorragend vertragen, Allergien sind nicht bekannt. Neben Milchsäurebakterien und probiotischen Hefen enthält Brottrunk auch noch die Vitamine A, B_1, B_2, B_6, B_{12}, C, D und E sowie Biotin, Niacin, Folsäure, Pantothensäure, die Mineralstoffe Zink, Eisen und Magnesium, wertvolle Aminosäuren und zahlreiche Enzyme – alles Stoffe, die ebenfalls als Erkältungskiller wirken können.

Brottrunk erhalten Sie unter anderem im Reformhaus. Versuchen Sie, dieses Lebensmittel so oft wie möglich in Ihren Speiseplan einzubauen. Wenn Sie den säuerlichen Geschmack des puren Getränks nicht so gerne mögen, können Sie Brottrunk beispielsweise mit Wasser verdünnen oder mit frisch gepresstem Saft mischen.

28 Chili und Scharfes

Bei Chili denkt wohl jeder an eine scharfe Küche. Aber was hat das denn nun mit dem Immunsystem zu tun? Eine ganze Menge – denn scharfe Lebensmittel stärken die Abwehrkräfte. Wie bzw. warum wirken Chilischoten und Co. abwehrstärkend? Scharfe Gewürze enthalten beispielsweise Capsaicin – ein Stoff, der die Durchblutung fördert. Dieser Mechanismus hilft, eine Erkältung abzuwehren. Viele Substanzen in scharfen Lebensmitteln wirken antibakteriell, antiviral oder sie helfen bei der Produktion von Abwehrzellen. Chili enthält Substanzen, die die Wärmeproduktion erhöhen – und das hilft bei der Abwehr von bereits in den Körper eingedrungenen Erregern. Nicht nur Chilischoten wirken als

Erkältungskiller. Ähnliche Effekte haben auch Pfefferkörner, Paprikapulver und natürlich Senf. Wer also ein gutes Immunsystem haben möchte, sollte Salz einsparen und viele Kräuter und scharfe Gewürze verwenden. Oder probieren Sie doch zwischendurch mal ein Bonbon mit dem Scharfstoff Capsaicin – ein Geschmackserlebnis der ganz besonderen Art.

29 Gelée Royale

Gelée Royale wird auch Weiselfuttersaft oder Bienenköniginnenfuttersaft genannt. Es ist ein Gemisch aus Honig, Pollen und Sekreten der Futtersaft- und Oberkieferdrüse der Arbeiterinnen eines Bienenvolks. Diese Mischung ist ausschließlich für die Königin und Bienenlarven in ihren ersten Tagen vorgesehen. Gelée Royale ist also nicht nur das royale Mahl für die Bienenkönigin, sondern auch ein echter Erkältungskiller für den Menschen. Es trägt zur allgemeinen Steigerung des Immunsystems bei.

Die Gewinnung von Gelée Royale ist schwierig sowie mit hohem Aufwand und auch Stress für die Bienen verbunden. Ein Bienenvolk kann während einer Saison etwa 500 Gramm Gelée Royale produzieren.

Das energiereiche Gelée Royale enthält Kohlenhydrate wie Frucht- und Traubenzucker, daneben viele wertvolle Proteine, aber wenig Fett. Zudem ist es reich an B-Vitaminen und Spurenelementen. Ein wichtiger Stoff im Gelée Royale ist Neopterin, ein Botenstoff, der im

Immunsystem eine wichtige Rolle spielt. Gelée-Royale-Produkte erhalten Sie im Reformhaus. Verwendung findet Gelée Royale vor allem in Kosmetikprodukten und Nahrungsergänzungsmitteln. Das relativ teure Produkt sollte zumindest in den klassischen Erkältungszeiten genutzt werden, um die Abwehrkräfte zu stärken.

30 Grüner Tee

Grüner Tee steht für Gesundheit, Entspannung und Wohlbefinden. Zu kaum einem Lebens- oder Genussmittel gibt es mehr Studien, die eine gesundheitsförderliche Wirkung eindeutig bestätigen. Dass grüner Tee vor Krebs schützen soll, haben Sie sicherlich schon mal gehört. Durch seine vielen gesundheitsförderlichen Inhaltsstoffe ist er zudem auch ein effektiver Erkältungskiller.

Grüner Tee ist eines der am häufigsten konsumierten Getränke auf der Welt. In Asien wird er in vielen Ländern literweise, in Deutschland, Österreich und der Schweiz leider kaum getrunken. Hier wird eher Schwarztee bevorzugt. Grüner Tee wird vom gleichen Strauch geerntet wie schwarzer Tee. Aber im Gegensatz zu schwarzem Tee findet beim Grüntee keine Oxidation (Fermentation) statt. Auch unterscheidet er sich vom Geschmack, dem Aroma und der Farbe.

Der wohl wichtigste Inhaltsstoff ist das Koffein. Aber grüner Tee enthält auch viele sekundäre Pflanzenstoffe. Zu den wichtigen Inhaltsstoffen von Grüntee gehören

Catechin und Epigallocatechingallat. Diese Substanz wirkt gegen Viren – auch Grippeviren. Zudem enthält grüner Tee auch Vitamin A, Vitamin B_{12} sowie die wertvollen Mineralstoffe Kalzium, Magnesium, Kupfer, Zink und Fluorid. Die im Grüntee vorhandenen Gerbstoffe beruhigen den Magen-Darm-Trakt, der im Rahmen von Erkältungskrankheiten oft in Mitleidenschaft gezogen wird.

Wer etwas für sein Immunsystem tun möchte, sollte jeden Tag grünen Tee trinken. Um die Effekte richtig zu nutzen, müssen mindestens 4 Tassen täglich getrunken werden. Dann schützt grüner Tee nicht nur vor bestimmten Krebsarten und optimiert den Blutzuckerspiegel, sondern macht Sie auch abwehrstark. Achten Sie auf die Qualität und kaufen Sie grünen Tee im Reformhaus oder Teehandel und lassen Sie sich ausführlich beraten.

31 Hagebutte

Die kleinen roten Früchte enthalten sehr viel Vitamin C und dieses Vitamin schützt den gesamten Organismus vor den schädlichen und krebserregenden Effekten von freien Radikalen. Vitamin C ist außerdem ein potenter Erkältungskiller. Hagebutten schmecken aromatisch, liefern eine sinnvolle Vitalstoff-Kombination in moderater Dosierung mit einer hohen Bioverfügbarkeit der enthaltenen Nährstoffe. Damit sind sie den meisten künstlichen Nahrungsergänzungsmitteln deutlich überlegen. Besonders hochwertig sind Hagebutten-Konzentrate, die im Reformhaus erhältlich sind und beispielsweise in

Joghurt, Obstsalat oder Rote Grütze, Müsli oder Kompott eingerührt werden können.

32 Harzer Käse

Harzer Käse ist ein Sauermilchkäse. Es gibt ihn mit und ohne Edelschimmel bzw. mit und ohne Kümmel. Er kann in der kalten und der warmen Küche (auch zum Überbacken oder Gratinieren) verwendet werden. Frisch schmeckt er eher wenig, reif sehr intensiv. Harzer Käse enthält wenige Kalorien und ist der fettärmste Käse überhaupt. Er zeichnet sich durch einen außergewöhnlich hohen Gehalt an hochwertigem Protein aus, der den erhöhten Eiweißbedarf zum Aufbau der Abwehrzellen leicht decken kann. Außerdem versorgt er den Organismus mit wichtigen Aminosäuren, Vitaminen und Mineralstoffen, die für das Immunsystem von entscheidender Bedeutung sind.

33 Heilkräuter

Neben den klassischen Erkältungskillern gibt es eine Reihe von Heilkräutern, die bei der Linderung eines grippalen Infekts wirksam sind. Sie sind in jedem Falle sinnvoller als die klassischen Erkältungsmedikamente aus der Apotheke, die in der Regel nur die Symptome überdecken. Oft enthalten Medikamente eine nicht sinnvolle Kombination aus Schlafmitteln, Schmerzmitteln und anderen pharmazeutischen Substanzen. Die

Stiftung Warentest und auch Ökotest warnen regelmäßig vor Anti-Erkältungsmitteln auf Schmerzmittelbasis. Setzen Sie besser auf Heilkräuter aus der Apotheke oder dem Reformhaus, wenn Sie erkältet sind:

Salbeitee: Dieser Tee ist bei Entzündungen im Mund- und Rachenraum sehr wohltuend. Trinken Sie den Tee warm und nicht heiß, um den Rachen zu schonen.

Holundertee: Direkt am ersten Tag der Erkältung – bei den ersten Anzeichen wie Kribbeln in der Nase und ähnlichem – reichlich Holundertee trinken. Das kann den Ausbruch einer Erkältung verhindern.

Lindenblütentee: Wie Holunder bringen Lindenblüten den Körper zum Schwitzen. Eine Mischung aus Lindenblüten und Holunder ist besonders wirkungsvoll in der Abwehr von grippalen Infekten. Direkt bei den ersten Symptomen wie Kratzen im Hals etwa 1 bis 1,5 Liter innerhalb von 8 Stunden trinken. Das kann vor der Erkältung bewahren.

Malve, Eibisch und isländisch Moos: Die Heilkräuter sind natürliche Hustenstiller. Ihre wertvollen Inhaltsstoffe legen sich wie ein Schutzschild auf die Schleimhäute des Atmungstraktes und machen sie stark im Kampf gegen den Husten.

Thymian, Eukalyptus und Anis: Diese Heilkräuter hemmen den Hustenreiz und können auch das Abhusten von Schleim bei nicht trockenem Husten fördern.

34 Hühnerbrühe

Die heiße Brühe aus gekochtem Hühnerfleisch gehört zu den klassischen, altbewährten Erkältungskillern, wenn einen die Erkältung schon erwischt hat. Gerade bei Infekten fällt das Essen oft schwer, der Appetit bleibt aus, von Hunger ist gar nicht zu reden, und das Schlucken schmerzt. Da tut eine warme Flüssigkeit sehr gut. Die Brühe liefert in großen Mengen die Mineralstoffe Natrium, Magnesium und Zink, die durch das vermehrte Schwitzen bei einem grippalen Infekt (besonders bei Fieber) verloren gehen. Gerade Zink ist ein effektiver Erkältungskiller. Zudem lösen sich Aminosäuren während der Herstellung der Brühe aus dem Hühnerfleisch heraus. Vor allem die Aminosäure Histidin verbessert entscheidend die Bioverfügbarkeit von Zink. Damit kommt der Erkältungskiller besonders rasch in den Körper und kann hier die Abwehrsituation verbessern. Ein weiterer positiver Effekt von Hühnersuppe ist, dass Sie so auch automatisch vermehrt Flüssigkeit aufnehmen. Bei den ersten Anzeichen einer Erkältung sollten Sie sich also einen großen Topf Brühe kochen, der Sie die folgenden Krankheitstage über die Runden bringt.

35 Hühnerei

Das Hühnerei ist ein ganz besonderer Erkältungskiller. Wussten Sie das? Das Ei ist eines der wertvollsten Lebensmittel überhaupt. In ihm stecken zahlreiche wichtige Nährstoffe. Kein anderes Lebensmittel enthält pro

Portion eine so ausgewogene Mischung an Vitaminen und Mineralstoffen. Gleichzeitig enthält es hochwertigstes Eiweiß. Für das Abwehrsystem sind Proteine und deren Grundbausteine – die Aminosäuren – von besonderer Wichtigkeit. Eier enthalten auch die wertvollen mehrfach ungesättigten Fettsäuren.

1 mittelgroßes Hühnerei deckt
- über 10 Prozent des Eiweißbedarfs
- 10 Prozent des Zinkbedarfs
- 8 Prozent des Eisenbedarfs
- 40 Prozent des Vitamin-E-Bedarfs
- 28 Prozent des Biotin-Bedarfs
- 33 Prozent des Vitamin-B_{12}-Bedarfs
- 20 Prozent des Vitamin-D-Bedarfs

Gönnen Sie sich also mit gutem Gewissen Ihr tägliches heißgeliebtes Frühstücksei. Es fördert die Abwehrkräfte und versorgt den Körper besser als ein Nahrungsergänzungsmittel mit Vitaminen und Mineralstoffen.

36 Ingwer

Ingwer (Zingiber officinale) gehört zur Pflanzenfamilie der Ingwergewächse. Verwendet werden die Blätter der Pflanze oder das Rhizom, entweder als Ganzes oder als Pulver. Der Ursprung des Ingwers ist wahrscheinlich der südasiatische Raum, wobei 50% der Ernte aus Indien stammen. Des Weiteren wird er auch noch in China, Indonesien, Japan, Australien, Brasilien, Jamaika und in Teilen Afrikas angebaut. Ingwer wird entweder als Lebensmittel, zum Beispiel zum Würzen, oder als Heilmittel, v.a. gegen Übelkeit und Unwohlsein, genutzt. Mehrere Wissenschaftler haben bereits über die antioxidativen Eigenschaften von Ingwer und seinen phenolischen Inhaltsstoffen Gingerol, Shogaol und Zingeron berichtet. Das Gingerol ist ein wirksamer Erkältungskiller. Die scharfe Knolle hat eine leicht antibakterielle Wirkung. Um diese ausnutzen, kann Ingwer in feinste Scheiben geschnitten werden und mit heißem, nicht kochendem Wasser aufgegossen werden. Nach einigen Minuten kann der Ingwer mithilfe eines Siebs abgegossen und der Tee warm getrunken werden. Frisch geriebener Ingwer kann auch in die Hühnerbrühe oder andere Speisen, z.B. auch Desserts, gegeben werden.

37 Kefir

Kefir soll der Grund dafür sein, dass die Menschen in Bulgarien und anderen Ländern, die häufig Kefir verzehren, besonders alt werden. Dafür scheint in erster Linie die probiotische Wirkung des sauren Milchprodukts verantwortlich zu sein. Kefir baut das darmassoziierte Immunsystem auf und ist damit für das gesamte Abwehrsystem des Körpers von Bedeutung. Es ist sinnvoll, jeden Tag Kefir aufzunehmen. Bitte wählen Sie grundsätzlich eine fettarme Variante aus und verzichten Sie auf gesüßte Produkte. Kefir gibt es im Kühlregal von praktisch jedem Supermarkt und Discounter. Schon 100 g Kefir pro Tag tragen entscheidend dazu bei, dass wir den Bedarf wichtiger Nährstoffe decken können. Bevorzugen Sie fettarme Kefirprodukte ohne Zuckerzusatz.

38 Kolostrum

Kolostrum, auch Biest- oder Vormilch, ist die Erstmilch für Säugetiere, die beispielsweise von Kühen, aber auch von Frauen produziert wird, um das Neugeborene in den ersten Tagen nach der Geburt optimal zu ernähren und zu schützen. Die Biestmilch hat einen hohen Eiweißgehalt. Sie ist reich an Enzymen, Vitaminen, Mineralstoffen und Wachstumsfaktoren. Die enthaltenen Aminosäuren und Antikörper machen das Abwehrsystem stark im Kampf gegen Krankheitserreger. Nicht nur Kinder, sondern auch Erwachsene können davon profitieren. Es gibt eine Reihe von wissenschaftlichen Untersuchungen zur Wirkung von Kolostrum. So ist beispielsweise der Effekt auf die Immunglobuline eindeutig nachgewiesen. In Studien ist auch beschrieben, dass Kolostrum vor Grippe schützen kann. Zudem ist wissenschaftlich nachgewiesen, dass es die Wundheilung sowie die Regeneration der Darmschleimhaut fördert. Trotz dieser zahlreichen positiven Wirkungen wird Biestmilch nach wie vor eher in der Naturheilkunde als in der Schulmedizin eingesetzt.

Die Milchverordnung in Deutschland sieht vor, dass Kolostrum als Milch oder als Erzeugnis auf Milchbasis nicht in Verkehr gebracht werden darf. Es kommt demnach nicht natürlich in Lebensmitteln vor. Als diätetisches Lebensmittel oder ähnliches ist es jedoch zugelassen. Für die Kolostrum-Produkte, die in Apotheken oder Reformhäusern angeboten werden, wird oftmals Biestmilch von Kühen verwendet. Kolostrum gehört zu den relativ wenigen Erkältungskillern in diesem Buch, die als Nahrungsergänzungsmittel oder Diätetikum gekauft werden müssen. Bitte besprechen Sie die Einnahme von Kolostrum mit Ihrem Heilpraktiker oder Facharzt für Naturheilkunde. Menschen mit einer Milcheiweißallergie oder Milchzuckerunverträglichkeit (Laktose-Intoleranz) dürfen Kolostrum nicht verwenden, sondern sollten auf andere Erkältungskiller zurückgreifen.

39 Lapacho-Tee

Viele Teesorten können Bestandteil einer abwehrstärkenden Ernährungsweise sein. Einige Teesorten helfen, eine Erkältungskrankheit besser zu überstehen, die Beschwerden zu vermindern oder rascher eine Heilung herbeizuführen. Besonders gute Effekte in der Stärkung des Abwehrsystems erzielt der Lapacho-Tee.

Das Wort Lapacho kommt aus dem Portugiesischen. Es ist der Name für bestimmte Laubbäume, die bis zu 35 Meter hoch werden können. Die Indianer in Mittel- und Südamerika bezeichnen Lapacho als »Baum des Lebens«. Die innere Rinde des Baums wird als Tee zubereitet. Bereits die Inkas haben diesen Tee als Heilmittel sehr geschätzt.

Der Lapacho-Tee besitzt eine Vielzahl von Substanzen, die als Immun-Booster gelten können. Er ist relativ reich an Kalzium, Eisen und enthält auch viele wertvolle Spurenelemente wie Barium, Jod oder Bor. Zum Erkältungskiller macht ihn vor allem die antibiotisch wirkende

Naphthochinonverbindung Lapachol. Lapacho-Tee ist koffeinfrei und damit auch als Familiengetränk bestens geeignet. Der Tee schmeckt leicht süßlich und hat eine Vanillenote. Er ist dem Geschmack von Rotbuschtee sehr ähnlich. Der Tee sollte nicht täglich getrunken werden. Während einer Erkältung sind täglich 4 Tassen Lapacho-Tee jedoch äußerst hilfreich. Der Tee sollte dabei nicht heißer als 40 Grad Celsius sein und kann je nach Geschmacksvorlieben mit Deutschem Bienenhonig gesüßt werden.

40 Limetten

Die Zitrone gehört zu den Erkältungsmitteln, die wohl jeder kennt. Bei einer Erkältung haben die meisten Menschen schon einmal eine »heiße Zitrone« getrunken. Aber die heiße Zitrone kann nicht als Erkältungskiller dienen. Limetten haben einen höheren Vitamin-C-Gehalt als Zitronen. Immer häufiger verwenden Verbraucher anstatt Zitronen die kleineren gelb-grünen Limetten. Diese schmecken aromatischer und sind auch als Krebskiller wirksam. Die bioaktiven Stoffe der Limette sind Vitamin C, Flavonoide (Hesperidin, Rutin), Limonoide, Coumarin und Phytosterole. Das natürliche Vitamin C im Umfeld der anderen Vitalstoffe der Limette ist ideal für eine optimale Vitamin-C-Versorgung des Körpers.

41 Meerrettich

Meerrettich ist in Deutschland als scharfes Gewürz bekannt. Fast jeder hat ein Gläschen oder eine Tube Meerrettich-Creme oder Sahnemeerrettich im Kühlschrank. Die tolle Würzkomponente passt gut zu Salaten, gekochtem Fleisch, Roast Beef oder Fisch – insbesondere zu geräuchertem Fisch wie Forelle oder Lachs.

Die wesentlichen Inhaltsstoffe der scharfen Wurzel sind Senfölglykoside wie zum Beispiel Sinigrin. Diese Substanzen sind auch für den typischen Geruch und Geschmack verantwortlich. Die schwefelhaltigen ätherischen Öle haben eine Heilwirkung, die schon seit Jahrhunderten in der Volksheilkunde verankert ist. Sie regen den Kreislauf und die Verdauung an, fördern die Durchblutung von Haut und Schleimhäuten und senken den Blutdruck.

Meerrettich wirkt auch bestens als Erkältungskiller. Diese Wirkung ist aber nicht nur auf die scharfen Senfölglykoside zurückzuführen. In der Wurzel steckt reichlich Vitamin C und das in einer Form, die Zellen vor freien Radikalen schützt und die Abwehrzellen im Kampf gegen Infektionen stark macht. Daneben ist Meerrettich reich an Vitamin K, Zink und wertvollen Ballaststoffen. Die antimikrobielle Wirkung gegen Viren, Bakterien und Pilze ist durch medizinische Studien eindeutig belegt. Diese wissenschaftlichen Erkenntnisse macht sich auch die pharmazeutische Industrie zu Nutze. In vielen Erkältungspräparaten und Medikamenten gegen Harnwegsinfektionen sind Substanzen aus Meerrettich enthalten.

Viele verschiedene Inhaltsstoffe machen Meerrettich zu einem Lebensmittel, das täglich (oder zumindest regelmäßig) auf dem Speiseplan stehen sollte – am besten immer frisch gerieben und nicht aus der Tube oder dem Glas in Form von industriell zerkleinertem Meerrettich oder gar Sahnemeerrettich. Im Reformhaus gibt es auch Meerrettichsäfte oder ähnliche Produkte. Wer unter Schnupfen leidet, merkt, wie intensiv die Wirkung der Wurzel ist – sie macht die Atemwege frei. Auch für die äußerliche Wirkung ist Meerrettich gut geeignet: Bei Halsschmerzen zum Beispiel kann ein Meerrettichwickel außerordentlich Erleichterung verschaffen.

42 Milch mit Honig

Wer kennt das nicht? Wenn es im Hals kratzt, der Husten nicht aufhören will oder andere Erkältungssymptome belasten – einfach eine heiße Milch mit Honig trinken. Milch und Honig sind hochwertige Nahrungsmittel, die auch beim Kampf gegen die Erreger eines grippalen Infektes helfen können. Aber heiße Milch – ist das richtig? Nein, denn viele wertvolle Vitamine und andere Substanzen, die Milch und Honig zu tollen Erkältungskillern machen, dürfen nicht so stark erhitzt werden. Viel besser ist eine warme Milch mit maximal 40 Grad Celsius. Der Honig muss dazu eine gute Qualität haben. Er darf weder bei der Gewinnung noch bei der Weiterverarbeitung und Abfüllung erhitzt worden sein. Andernfalls gehen viele der Erkältungskiller verloren. Gönnen Sie sich also zur Vorbeugung und bei einer bestehenden Erkältung öfter mal ein Glas von diesem süßen warmen Getränk. Das hilft vielen Menschen auch bei bestehenden Schlafproblemen.

43 Propolis

Propolis, auch Bienenharz genannt, ist eigentlich die Nahrung für die Bienenkönigin. Als Grundstoff für Propolis dienen Pflanzenharze. Die Harze werden von einer kleinen Gruppe Sammelbienen in den Bienenstock gebracht und dort zu Propolis verarbeitet. Es dient im Stock als natürliches Antibiotikum zum Schutz des Bienenvolkes vor möglichen Infektionen, die sich auf engem Raum leicht und rasch ausbreiten können. So werden beispielweise Zellen vor der Eiablage der Königin mit einer dünnen Schicht Propolis überzogen, um diese keimfrei zu halten. Propolis wirkt als effektiver Erkältungskiller. Versuchen Sie, Propolis so oft wie möglich in Ihren Speiseplan einzubauen. Wer regelmäßig dieses Naturprodukt verzehrt, hat ein geringeres Risiko, an Erkältungskrankheiten zu leiden. Sie können es preiswert im Reformhaus kaufen.

44 Sanddorn

Sanddorn wird auch rote Schlehe oder Sandbeere genannt. Die Früchte werden im Herbst geerntet. Sie sind relativ klein (6 bis 8 mm lang) und von gelb-oranger Farbe. Das Fruchtfleisch weist eine dünn-breiige Konsistenz auf. Sanddorn enthält viele Inhaltsstoffe, die als

Erkältungskiller wirken, wie Vitamine und Gerbstoffe. Sanddorn hat einen extrem hohen Vitamin-C-Gehalt. Und die Verfügbarkeit des Vitamins ist für den menschlichen Körper besonders hoch. Sanddorn stärkt das Immunsystem und hilft dem Organismus, Erkältungserreger effektiv abzuwehren. Sanddornbeeren sind wie Hagebutten und das daraus gewonnene Konzentrat vielen künstlichen Nahrungsergänzungsmitteln überlegen. Wer sich wirkungsvoll vor einer Erkältung schützen möchte, sollte täglich Sanddornsaft, -konfitüre oder Sanddornkonzentrat (Sanddornmark) aufnehmen. Sanddornprodukte gibt es im Reformhaus oder der Apotheke.

45 Weidenrinde

Seit vielen tausend Jahren nutzen Menschen die heilbringende Wirkung der Weidenrinde (Salix Cortex). Kaum ein natürliches Arzneimittel hat eine so lange Tradition. Die Weidenrinde enthält auf natürliche Weise schmerzstillende und fiebersenkende Substanzen. Ein besonderer Bestandteil ist das Salicin. Bereits im 19. Jahrhundert wurde aus Salicin ASS (Acetylsalicylsäure) entwickelt – vielen auch bekannt als Aspirin. Laut Deutschem Arzneibuch enthält Weidenrindenextrakt mindestens 1 % Salicin. Zudem enthält die Weidenrinde auch wichtige sekundäre Pflanzenstoffe, die auch als Erkältungskiller wirken können. Der herbe Geschmack stammt unter anderem aus den Gerbstoffen. Wer Weidenrinde hat, braucht keine Schmerztabletten wie Aspirin und Co. Eine Erkältung geht meist mit einer Vielzahl von Symptomen einher, die durch Weidenrinde gemildert werden können. Wer seinen Körper nicht mit Schmerzmitteln belasten will, kann Weidenrinden-Tee trinken. Das wirkt mindestens genauso gut oder sogar noch besser, da er auch gleichzeitig reichlich Flüssigkeit und viele weitere Vital- und Heilstoffe enthält. Weidenrinden-Produkte erhalten Sie in der Apotheke oder dem Reformhaus.

46 Zistrose

Zu den effektivsten Erkältungskillern – sowohl zur Vorbeugung als auch zur Therapie – gehört die Zistrose. Noch ist die Zistrose (Cistus incanus) bzw. deren Wirkung in Deutschland nicht so bekannt. Dabei machte sie bereits im Jahr 1999 besonders von sich reden, als sie zur »Pflanze Europas« ausgezeichnet wurde. Auch schon in der Bibel taucht die Zistrose mehrfach auf, denn die heiligen drei Könige brachten dem Jesuskind Myrrhe, das Harz der Zistrose.

Das Harz in den Blättern der Zistrose wirkt vor allem gegen Viren. Die enthaltenen Polyphenole binden die Erkältungsviren, sodass sie nicht mehr in die Zellen eindringen können. Wenn die Viren durch die Zistrosen-Polyphenole verändert werden und sie nicht in die Zellen gelangen, können sie sich dort auch nicht vermehren. Der Ausbruch einer Erkältungskrankheit wird verhindert.

Neben den antiviralen Effekten werden der Zistrose weitere Heilwirkungen zugeschrieben: Zistrosen wirken antibakteriell, antioxidativ, entzündungshemmend, schleimlösend, pilzhemmend und allgemein immunstärkend.

Es ist sinnvoll, regelmäßig Zistrosen-Tee zu trinken. Wer oft Zistrosen-Tee trinkt, erkrankt seltener an einem grippalen Infekt und wenn es zur Infektion gekommen ist, klingt dieser schneller wieder ab. Gegebenenfalls können auch andere Zistrosen-Präparate aus der Apotheke oder dem Reformhaus verwendet werden. Lassen Sie sich von Ihrem Apotheker oder Reformhaus-Fachverkäufer diesbezüglich beraten.

47 Nasendusche

Haben Sie schon mal eine Nasenspülung ausprobiert? Nasenduschen mit speziellen isotonischen Salzlösungen, z.B. Emser Salz, erhalten Sie im Drogeriemarkt oder der Apotheke. Bei dieser Methode wird lauwarmes Salzwasser durch die Nase laufen gelassen. Das ist wirklich nicht so unangenehm, wie es sich anhört. Regelmäßig angewendete Nasenspülungen halten die Nasenschleimhaut feucht und unterstützen die Selbstreinigung der Nase. So können Sie Schnupfen vorbeugen, da die Erreger nicht so einfach in den Körper eindringen können. Bei bereits bestehendem Schnupfen können dickflüssige und störende Sekrete mithilfe der Nasenspülung erfolgreich entfernt werden und der Schnupfen kann rasch wieder abklingen. Halten Sie sich exakt an die Dosierungsvorschriften für das Salz.

48 Schlafen

Schlafen beseitigt nicht nur Müdigkeit und erholt den ganzen Organismus, sondern ist auch wichtig für den Stoffwechsel und die Gewichtsregulation. Sogar das Immunsystem wird vom Schlafen entscheidend beeinflusst, wie wissenschaftliche Untersuchungen beweisen.

»Schlaf' dich gesund«, wird oft empfohlen. Dies drückt die alte Volksweisheit aus, dass Schlaf bei vielen Erkrankungen die Heilung unterstützt. Warum dies so ist, ist wissenschaftlich erforscht: Gerade die Funktionen des Immunsystems werden durch ausreichende Ruhephasen in einem stressigen Alltag und vor allem durch altersentsprechend ausreichenden Schlaf gefördert. Dies liegt einfach an einer Umverteilung von Ressourcen im Körper: Bei einer Belastung des Körpers (zum Beispiel bei Infektionsgefahr oder einer Erkältung) kann sich das Immunsystem bei Ruhe besser erholen und seine Kräfte sammeln, das heißt zum Beispiel Abwehrstoffe bilden.

Das bedeutet: Schlaf ist eine Voraussetzung für eine verbesserte Abwehr (Vorbeugung), aber auch Element jeder Infektionsbehandlung (Therapie). Wer also nicht an einem grippalen Infekt erkranken möchte, sollte möglichst immer 6 bis 8 Stunden schlafen. Und wenn es dann zu einer Infektion gekommen ist, gehört man noch länger ins Bett. Wer täglich ausreichend schläft, lebt gesünder. Schlafen Sie sich also täglich fit und gesund. Wussten Sie, dass regelmäßiger Schlaf vor Übergewicht schützt?

49 Sport und Bewegung

Regelmäßige Bewegung und Sport sind nicht nur wichtig für das Herz-Kreislauf-System, den Stoffwechsel und den Muskelaufbau, sondern verbessern auch nachweislich die Abwehrkräfte. Bewegung und Sport sind also ausgesprochen potente Erkältungskiller, wenn es um das Vorbeugen von Infektionen geht. Wer ein aktives Immunsystem haben möchte, braucht viel Bewegung im Alltag. Gehen Sie regelmäßig draußen spazieren, fahren Sie mit dem Fahrrad statt mit dem Auto und steigen Sie Treppen, statt den Aufzug zu benutzen. Durch regelmäßige körperliche Betätigung passt sich das Immunsystem den Ansprüchen des Organismus an. Die Fresszellen werden funktionstüchtiger und reagieren schneller auf Erreger. Die Anzahl und die Kraft natürlicher Killerzellen steigen durch mäßiges Training ebenfalls an.

Zu viel Sport ist allerdings kontraproduktiv. Der Grund: Bei extremer körperlicher Belastung kommt es im Muskelgewebe zu kleinen Verletzungen, sogenannten Mikroläsionen. Zellmüll entsteht und das bedeutet Mehrarbeit und eine höhere Beanspruchung für das Immunsystem. Denn die Immunabwehr verteidigt den Körper nicht nur gegenüber gefährlichen Krankheitskeimen, sondern sorgt auch dafür, dass verletzte oder alte Körperzellen beseitigt werden. Die Fresszellen werden also mobilisiert, um die beschädigten Muskelzellen »wegzuräumen«. Die Fresszellen sind mit Reparaturarbeiten im Muskelgewebe überlastet und für die Abwehr von Erregern ist keine Kapazität mehr vorhanden. Durch zu intensive und rasch aufeinanderfolgende Trainingseinheiten ist das Risiko für einen grippalen Infekt somit deutlich erhöht.

Wenn es bereits zu einer Erkältung gekommen ist, sollte grundsätzlich kein Sport getrieben und auch sonstige übertriebene Bewegung vermieden werden. Bei einer Überlastung durch Sport bei einer bestehenden Erkältung kann es zu schwerwiegenden körperlichen Komplikationen kommen, die nicht unterschätzt werden sollten. Statt zu joggen sollten Sie jetzt lieber einen gemütlichen Spaziergang machen.

50 Entspannung und Stressabbau

Nicht nur Lebensmittel und bestimmte Nahrungsinhaltsstoffe gehören zu den Erkältungskillern. Auch Maßnahmen, die Stress einschränken können, stärken die Abwehrkräfte des Körpers.

Stress entsteht beim Menschen in vielen Situationen und Ausprägungen. In der heutigen Zeit nimmt der Stress immer weiter zu. Und damit ist nicht in erster Linie der Stress gemeint, den zum Beispiel Umweltgifte auslösen, sondern vielmehr der mental oder psychisch bedingte Stress in Alltag und Berufsleben.

Reaktionen wie kurze Atmung, Muskelanspannung oder hormonelle Veränderungen sind oft durch Stress bedingt. Stress ist grundsätzlich eine natürliche Verhaltensweise unseres Organismus, die dem Körper ermöglicht, auf äußere Einflüsse angemessen zu reagieren.

Aber heutzutage gibt es so viele Stressoren, dass unser Körper darauf nicht gesund eingestellt ist. Und das macht uns krank. Bluthochdruck, Übergewicht, Migräne, Rückschmerzen, das Burnout-Syndrom und eine Vielzahl weiterer akuter und chronischer Störungen sind auch – oder teilweise sogar alleinig – auf übermäßigen Stress zurückzuführen.

Stress macht den menschlichen Körper kraftlos. Und natürlich nimmt Stress auch Einfluss auf unser Immunsystem. Unsere Abwehrkräfte gehen zurück, sie sind zu schwach im Kampf gegen Erkältungserreger.

Es ist von entscheidender Bedeutung, sich erst einmal darüber bewusst zu werden, ob und wie sehr gestresst man ist. Dafür ist es wichtig, dass Sie auf Ihre innere Stimme hören, denn diese sagt uns theoretisch viel. Hören Sie nicht nur darauf, was Ihr Chef, Ihre Kollegin oder Ihr Partner reden, sondern hören Sie ganz besonders auf Ihren eigenen Körper, achten Sie auf Ihr Bauchgefühl, auf Ihre innere Stimme. Besinnen Sie sich auf sich selbst.

KILLER-TIPP

Seien Sie offen für Neues. Falls Sie noch keine Erfahrungen mit Entspannungsmethoden haben, besuchen Sie doch mal einen Kurs, zum Beispiel Autogenes Training. Gemeinsam mit anderen macht Entspannen noch mehr Spaß. Manche Kurse werden sogar von Krankenkassen übernommen. Nachfragen lohnt sich.

Menschen, die gut auf sich achten, sich wohlfühlen und entspannt sind, sind wenig gestresst und haben bessere Abwehrkräfte. Sie können Infektionen besser abwehren oder überstehen. Aber wie kann sich ein Körper entstressen und so Energie für ein intaktes Immunsystem tanken? Es gibt zahlreiche Möglichkeiten.

Autogenes Training und Yoga sind besonders dazu geeignet, zu entschleunigen und die Entspannung zu fördern. Das ist natürlich nicht zu erreichen, wenn man einmal im Jahr autogenes Training betreibt. Hier geht es vielmehr um die Langfristigkeit und die Regelmäßigkeit. Auch die Methode der progressiven Muskelentspannung (Muskelrelaxation) kann dabei helfen, Stress abzubauen. Für jeden Menschen sieht Entspannung und Stressabbau anders aus. Manche Menschen malen, andere hören klassische Musik, wieder andere meditieren. Vielleicht müssen Sie verschiedene Wege ausprobieren. Aber mit Sicherheit werden Sie bald die passende Methode für sich entdecken. Versuchen Sie, mindestens 20 Minuten pro Tag ganz bewusst abzuschalten und zur Ruhe zu kommen – egal wie.

Am besten ist es, wenn Sie jeden Tag 20 Minuten für die Entspannung nutzen. Bei der richtigen Zeiteinteilung finden Sie in Ihrem Tagesplan ausreichend Zeit dafür. Und wenn die Zeit doch einmal knapp ist, kann schon eine Atemübung helfen, Stress abzubauen. Aber Entspannungsmethoden machen nicht nur die Abwehrkräfte stark, sie beugen auch Herz-Kreislauf-Erkrankungen, Migräne und Kopfschmerzen, Rücken- und Nackenschmerzen sowie Übergewicht und Schlafmangel vor.

Der optimale Anti-Erkältungstag

Auf den folgenden Seiten finden Sie Rezeptideen und Anregungen für einen idealen Erkältungskiller-Tag. Stellen Sie sich Ihren Essensplan mit einer reichlichen Auswahl an gesunderhaltenden und gesundmachenden Lebensmitteln zusammen.

Frühstück

- Vollkornmüsli mit Haferflocken oder belegtes Vollkornbrot
- Hochwertige Öle in Form von Diät- oder Reformmargarine
- Magere Wurst (mit frisch geriebenem Meerrettich) und Käse (mit etwas Tomatenmark)
- Hochwertige Konfitüre mit hohem Fruchtanteil (mehr als 60 Prozent)
- 1 Frühstücksei
- Kaffee oder Tee (grün oder schwarz)
- 1 Glas Abwehrdrink: 1 Teelöffel Bierhefe, 50 ml Kefir, 50 ml Brottrunk, 1 Teelöffel Weizenkeime, 1 Teelöffel Propolis, 100 ml frisch gepresster Grapefruitsaft, 1 Esslöffel Deutscher Bienenhonig, frisch geriebener Ingwer

Zwischendurch

- Reichlich Mineralwasser mit Ingwer und Limettensaft
- Frische Früchte

Mittagessen

- Wahlweise Rindfleisch (ca. 3 × pro Woche), Seefisch (ca. 2 × pro Woche) oder fleischfreier Eintopf bzw. Auflauf (ca. 2 × pro Woche), zubereitet mit hochwertigen Pflanzenölen (beispielsweise Walnuss-, Lein- oder Rapsöl)
- Reichlich rohes und gedünstetes Gemüse, mit frischen Kräutern, Gewürzen und gegebenenfalls Knoblauch und Meerrettich abgeschmeckt
- Frische Früchte
- Ein Becher probiotischer Joghurt ohne Zucker und mit wenig Fett (angereichert mit einem Teelöffel Bierhefe, einem Teelöffel Deutschem Bienenhonig und einem Esslöffel Sanddorn- oder Hagebuttenmark).
- 1 Glas Immunbooster-Drink: 1 Teelöffel Bierhefe, 50 ml Kefir, 50 ml Brottrunk, 1 Teelöffel Hagebuttenmark, 1 Teelöffel Sanddornmark, 100 ml frisch gepresster Orangensaft, 1 Esslöffel Deutscher Bienenhonig, frisch geriebener Ingwer

Zwischendurch

- Frische Früchte oder probiotischer Joghurt
- Eine Handvoll Nüsse oder Samen wie Pistazien, Mandeln oder Walnüsse
- Grüner oder schwarzer Tee mit etwas Limettensaft

Abendessen

- Hafer-Vollkornbrot mit Diät- oder Reformmargarine
- Reichlich Rohkost in Form von Salaten mit hochwertigen Ölen (wie Raps-, Lein- oder Nussöl) für das Salatdressing und mit frischen Kräutern, Gewürzen und gegebenenfalls Knoblauch und Meerrettich abgeschmeckt

- Frische Früchte
- Ingwer- oder Lapacho-Tee
- 1 Glas Gemüsesaft wie beispielsweise Tomaten-, Möhren-, Sauerkrautsaft oder gemischte Gemüsesäfte (ohne Salzzusatz), mit 3 Blättern Gelatine (zuvor in warmem Wasser eingeweicht und ausgedrückt) (Sofort trinken, sonst geliert das Getränk.)

Über den Tag verteilt

Mindestens 2 Liter trinken. Optimal sind Wasser, Mineralwasser, Früchte- und Kräutertee sowie stark verdünnte (Obst- und Gemüse-)Säfte.

Ausreichend Bewegung und Entspannung

- Ein 15- bis 30-minütiger Spaziergang an der frischen Luft in optimaler Bekleidung
- möglichst Hände und Gesicht der Sonne aussetzen, um die Vitamin-D-Produktion in der Haut zu ermöglichen
- Ca. 30 Minuten Ausdauer- und Kraftsport (15 Minuten Ausdauersport, 10 Minuten Pause und danach 7,5 Minuten Kraftsport, 10 Minuten Pause und danach nochmals 7,5 Minuten Kraftsport) (alle 2 Tage)
- 20 Minuten Entspannungsübungen, beispielsweise Autogenes Training, Yoga oder progressive Muskelrelaxation

Anhang

Wichtige Institutionen und Internetadressen:

Deutsches Kompetenzzentrum Gesundheitsförderung und Diätetik e.V.
www.dkgd.de

Gesellschaft für angewandte Vitaminforschung e.V. (GVF)
www.vitaminforschung.org

Deutsche Gesellschaft der qualifizierten Ernährungstherapeuten und Ernährungsberater – QUETHEB e.V.
www.quetheb.de

Gesellschaft für Mineralstoffe und Spurenelemente
www.gmsev.org

Initiative Zink
www.initiative-zink.de

Deutsche Gesellschaft für Immunologie e.V.
www.dgfi.org
www.immunologie.de

Deutsche Gesellschaft für Mukosale Immunologie und Mikrobiom
www.dgmim.de

Deutsche Gesellschaft für Ernährung e.V.
www.dge.de

Deutsche Gesellschaft für Ernährungsmedizin e.V.
www.dgem.de

Verband der Diätassistenten
www.vdd.de

Verband der Oecotrophologen e.V.
www.vdoe.de

AID Infodienst für Ernährung, Landwirtschaft und Verbraucherschutz
www.aid.de

Ellviva – Ratgeberportal mit dem Schwerpunkt Medizin und Gesundheit
www.ellviva.de

Gesundheitsberatung – Kostenfreie ärztliche Beratung
www.gesundheitsberatung.de

Ernährungsexperte Sven-David Müller
www.svendavidmueller.de

Literaturquellen

Bundeslebensmittelschlüssel (BLS)

DGE, ÖGE, SGE, D.A.CH – Referenzwerte für die Nährstoffzufuhr

EU Register on nutrition and health claims

Lückerath et al., **Diätetik und Ernährungsberatung – Das Praxisbuch**, Hippokrates Verlag 2008

Müller et al., **Berufspraxis für DiätassistentInnen und Diplom-OecotrophologInnen**, Hippokrates Verlag 2004

Müller et al., **Das Kalorien-Nährwert-Lexikon**, Schlütersche Verlagsgesellschaft mbH 2002

Müller et al., **Die 50 besten und die 50 gefährlichsten Lebensmittel**, Schlütersche Verlagsgesellschaft mbH 2009

Anschrift

Sven-David Müller, MSc.
Zentrum und Praxis für Ernährungskommunikation, Diätberatung und Gesundheitspublizistik (ZEK)
Ostheimer Straße 27d
61130 Nidderau bei Frankfurt am Main
info@svendavidmueller.de

SERVICE

Liebe Leserin, lieber Leser

hat Ihnen dieses Buch weitergeholfen? Für Anregungen, Kritik, aber auch für Lob sind wir offen. So können wir in Zukunft noch besser auf Ihre Wünsche eingehen. Schreiben Sie uns, denn Ihre Meinung zählt!

Ihr TRIAS Verlag
E-Mail-Leserservice: heike.schmid@medizinverlage.de
Lektorat TRIAS Verlag, Postfach 30 05 04, 70445 Stuttgart, Fax: 0711 89 31-748

Der Autor

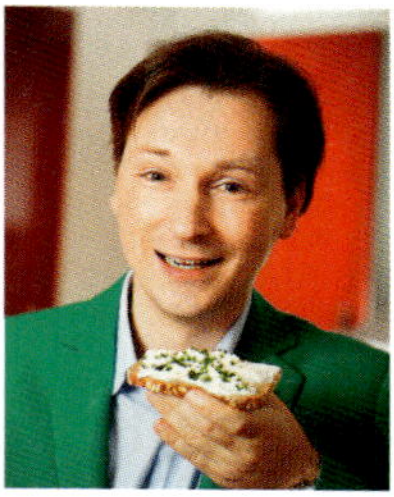

Sven-David Müller hat das Thema Ernährung zu seinem Lebensinhalt gemacht, nachdem er bereits als kleiner Junge an Diabetes erkrankte. Er studierte Applied Nutritional Medicine (Angewandte Ernährungsmedizin) und absolvierte zusätzliche Ausbildungen zum staatlich anerkannten Diätassistenten sowie zum Diabetesberater der Deutschen Diabetes Gesellschaft. Er leitet seine eigene Praxis sowie das Zentrum für Ernährungskommunikation, Diätberatung und Gesundheitspublizistik (ZEK). Es fasziniert ihn jeden Tag aufs Neue, wie sich bestimmte Verhaltensweisen auf den Körper und die Gesundheit eines Menschen auswirken und was man zum Beispiel mit der richtigen Ernährung alles bewirken kann. Durch sein umfassendes Wissen und Engagement ist er heute einer der führenden Diät- und Ernährungsexperten im deutschsprachigen Raum. Daher ist er auch häufig in allen denkbaren Medien »anzutreffen« – von Fernsehen und Radio bis hin zu Zeitungen und Zeitschriften. Mit seinen Auftritten und zahlreichen Büchern möchte Sven-David Müller den Menschen das Thema »gesunde Ernährung« nahebringen und »schmackhaft machen«. Für seine Verdienste um die allgemeine Gesundheit der Bevölkerung wurde er im Jahr 2005 mit dem Bundesverdienstkreuz ausgezeichnet.

www.svendavidmueller.de

Impressum

Bibliografische Information der Deutschen Nationalbibliothek
Die Deutsche Nationalbibliothek verzeichnet diese Publikation in der Deutschen Nationalbibliografie; detaillierte bibliografische Daten sind im Internet über http://dnb.d-nb.de abrufbar.

Programmplanung: Uta Spieldiener

Redaktion: Isabel Lück
Bildredaktion: Christoph Frick

Umschlaggestaltung und Layout: CYCLUS Visuelle Kommunikation, Stuttgart

Umschlagfoto: Dominique Loenicker
Fotos im Innenteil: S. 2, 4, 8, 24: plainpicture/Lubitz + Dorner

Die abgebildeten Personen haben in keiner Weise etwas mit der Krankheit zu tun.

1. Auflage 2013

Oswald-Hesse-Straße 50, 70469 Stuttgart

Printed in Germany

Satz und Repro: Fotosatz Buck, Kumhausen
gesetzt in Adobe InDesign CS5
Druck: AZ Druck und Datentechnik GmbH, Kempten

Gedruckt auf chlorfrei gebleichtem Papier

ISBN 978-3-8304-6497-6 1 2 3 4 5 6

Auch erhältlich als E-Book:
eISBN (PDF) 978-3-8304-6498-3
eISBN (ePub) 978-3-8304-6499-0

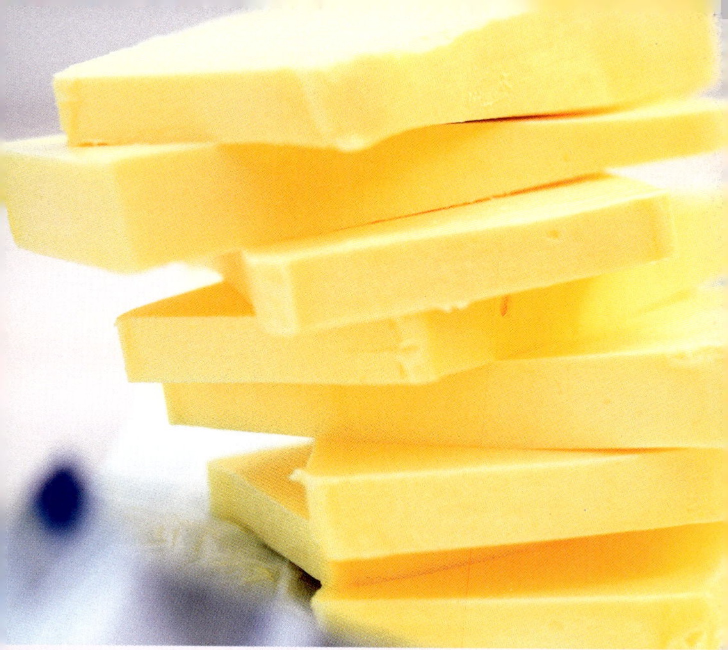

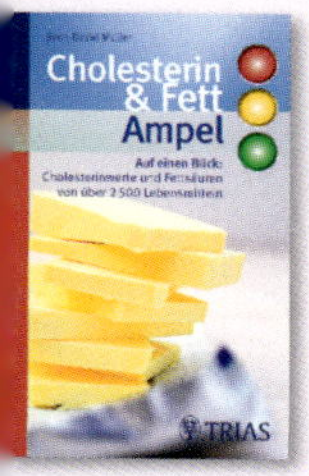

9,99 [D]
SBN 978-3-8304-3913-4

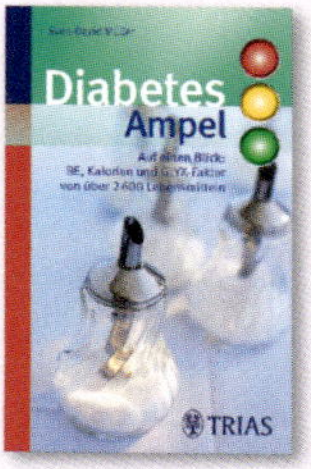

€ 9,99 [D]
ISBN 978-3-8304-3911-0

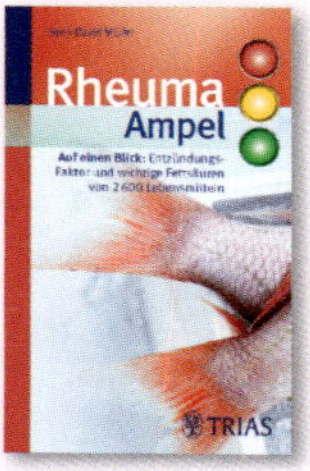

€ 9,99 [D]
ISBN 978-3-8304-3909-7

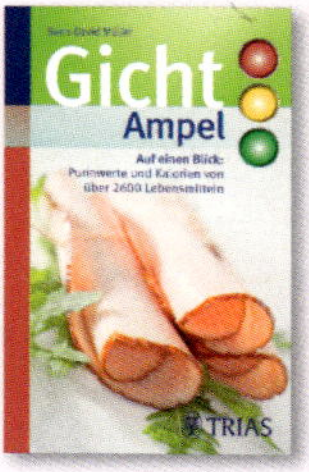

€ 9,99 [D]
ISBN 978-3-8304-6644-4

Wissen, was gut tut. TRIAS